"いいね"といわ

JN001089

1年目

ナースの

教科書

しゅーぞー 著

ナツメ社

はじめに

　このたびは「1年目ナースの教科書」を手にとってくださり、誠にありがとうございます。

　「看護のススメ」のしゅーぞーです。私はInstagramで「楽しくないと続かない」をモットーに、看護に必要な知識を日々発信しています。なんとなく始めたSNSでしたが、いつしか投稿づくりが日常になり、いまでは多くのナースに見ていただけるようになりました。

　フォロワーさんとの交流のなかで、現場で悩みを抱えている声を多く聞き、「悩んでいるのはみんな同じなんだな」「少しでもナースの力になりたいな」という思いが強くなりました。

　そんななかで出版のお話をいただき、「新人ナースの支えになるものができれば」という思いで、この本をつくりました。

　ナース1年目というのは、いま思い返しても本当に大変な時期でした。

　社会のしくみもわからない状態で、命を預かる現場で働き始めました。

　わからないことやできないことばかりの毎日で、自分の無力さに打ちのめされてばかりだったという記憶があります。

　いまでは偉そうにいろいろ言っている私ですが、1年目のころは「早く仕事ができるようになりたい」「先輩に認めてもらいたい」という思いが空回

りし、中身がないのにプライドが高い、ほんとにひどい新人だったと思います。笑

　それでも熱心に指導してくれる先輩たちと巡り会えたおかげで、看護という仕事が好きになり、今日まで続けることができました。

　医療の高度化や働きかたの変化で、新人ナースを取り巻く環境は大きく変化しています。けれど、看護を提供するために必要な根っこの部分はいつも同じです。新人のときだからこそ感じられること、身につけられることがたくさんあります。

　「1年目ナースの教科書」というタイトルですが、新人だけではなく、新人指導にあたる指導者や、自分の知識を見直したい若手看護師も学べる内容です。ベテラン看護師も共感できる部分があると思うので、楽しんで読んでいただけると嬉しいです。

　少々暑苦しい点もありますが、新人ナースの支えとなる1冊になればと願っています。

ICU看護師 & 「看護のススメ」Instagramer

しゅーぞー

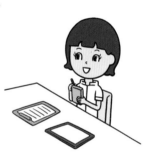

PART 2　アセスメント力があれば、こわくない！
── 体に見てふれて、何が起きているかを考える

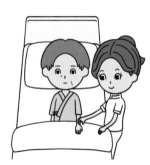

PART 3 デキるナースだけが知る 処置＆ケアのコツ
—— 「先輩呼んで」はもういわせない

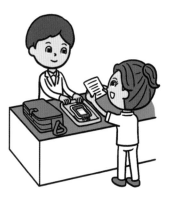

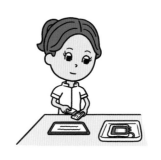

PART 4　ニガテな心電図＆呼吸療法、まずはここだけ！
── 機器とアラームがこわいのは、先輩だって同じです

Ⅰ　心電図

Ⅱ　酸素療法

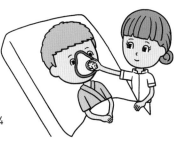

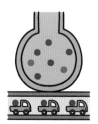

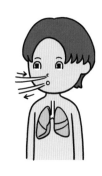

PART 5　急変は、新人をねらってやってくる⁉
—— やがて来る試練を乗り切るために

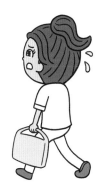

Ⅰ　心肺蘇生

Ⅱ　アセスメント

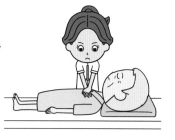

*ケアと処置の具体的な方法は、医療機関によっても、状況によっても異なります。
　本書で考えかたを理解したうえで、個別のケアと処置については、上司、先輩、医師などに確認、相談しながらおこなうようにしてください。

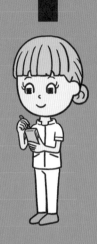

1年目の成長は
〝姿勢〟で決まる!!
——技術以前の「キホン」からはじめよう

1年目ははじめてのケアや処置ばかりで、
その日を乗り切るだけで精一杯でしょう。
でも、1年目に何をどう学ぶかで、その後に見える景色は変わります。
どうすれば先輩から学び、患者さんとよりよく向き合えるか。
僕自身の経験ももとに、そのエッセンスを伝えます。

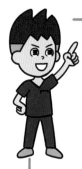

やる気の「フリ」でもいい。教わり上手な後輩に！

✓ 先輩ナースの大好物。それは、やる気のある新人

　知識も経験もないまま、膨大な業務に追われ、患者さんの命を預かる——これがナース1年目のきつさ。けれどこの1年を乗り越えたら、違う景色が見えてきます。「出勤したら100点」「無事故で終わったら120点」「何か学べたら150点」、そんな気持ちで乗り切りましょう。

　1年目を乗り切る最大のコツは、先輩たちを味方につけること。先輩たちは、やる気のある新人が大好きです。やる気なんて、客観的評価のできない曖昧なもの。でも、やる気がないと誤解されると損なのです。やる気のあるフリでもいいので、熱心さをアピールしましょう。

✓ 気持ちよく挨拶し、チームワークに貢献しよう

　出勤時の挨拶も大事です。「おはようございます！」と気持ちよく挨拶し、ナースステーションに入りましょう。皆忙しかったり、ときには残念な先輩もいて、リアクションが薄いことも。それでも新人の挨拶の様子を、皆が見ています。視線はPCやデバイスに向いていても、「あの子の挨拶はいいね」「挨拶もちゃんとできないんだ」など、心のなかで感じているもの。

　なかには、挨拶にまったく反応しない残念な先輩もいます。そんな先輩は、大人のフリした子どもだと思って、放っておけばいいんです。相手の反応がどうであれ、先輩たちの顔を見て、元気に挨拶を続けてください。「チームの一員になりたい」という意思が自然と伝わり、あなたの味方になってくれる人が徐々に増えてきます。

▶「私、メモってます!」のアピールも大事

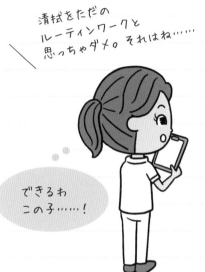

清拭をただの
ルーティンワークと
思っちゃダメ。それはね……

できるわ
この子……!

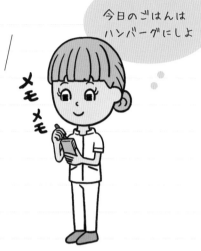

今日のごはんは
ハンバーグにしよ

メモ
メモ

先輩たちはメモの様子も見ている。「不要かな」と思っても、とりあえずメモを。極端にいえば、別のことを考えていてもいいので、熱心にメモってるアピールをしよう。

✔ 性格的に損な人ほど、先輩を味方につけて

　熱心に話を聞き、メモをとる新人には、「もっとたくさんのことを教えたい」「サポートしてあげたい」という気持ちがわきます。反対に、いつも反応の薄い新人には、「学ぶ意欲もないのかな」「熱心に教えてもムダかも」と感じます。先輩も忙しい業務のなかで、時間をつくって新人とかかわっています。徒労に終わるのはつらいんです。

　必死で勉強し、国試に合格したのですから、本当にやる気のない人はいないはず。損する人はたいてい、見せかたが下手なだけです。性格的に損な人も、せめてプリセプターには本音を話し、味方につけて。すると、「あの子、緊張すると顔が怖くなるだけだから」「本当はめっちゃ面白くていい子」などと周囲に伝えてくれて、ほかの人とも関係を築きやすくなります。

先輩へのアドバイス　コミュニケーション下手な新人だって当然いる。最初から「やる気がない」と決めつけず、「誤解されやすい性格なのかも」という視点で見て、よさを引き出すかかわりを。

はじめてのケアでは、できることを明確に伝える

✓ その日つく先輩のところに、まず挨拶に行こう

1年目のうちは、毎日が慣れないケアばかり。プリセプターがついていても、その日の指導役がプリセプターとはかぎりません。あなたが何をどこまでできるか、相手は知らないことが前提です。患者さんの前で、「この処置はじめてで……」なんて言い出すようでは、おたがい困りますね。

そこで出勤後はまず、その日の指導役のところに挨拶に行きましょう。その日におこなうケアの経験があるか、どこまで理解しているかを自分から伝えると、先輩もそのレベルに応じた指導とフォローができます。

✓「準備」「介助」「片づけ」に分けて、できることを伝えて

よくあるのが、「このケアやったことある？」と聞かれて、「はい、あります」で終わってしまうパターン。残念ですが、これでは答えとして20点です。理解度も習熟度も、まるで伝わりません。「見たことあります」といった答えも、指導役を困惑させます。何を見て、どこまで理解できたのか、指導役にはまるでわかりませんよね。

伝えかたのポイントは、「見て教わったのか」「実践経験があるのか」「経験があるなら何回目か」を明確にすること。そのうえで、「準備」「介助」「片づけ」に分けて伝えられたらパーフェクトです。たとえば手術を控えた患者さんを担当する場合。訪室前に、「準備は教えてもらいました」「介助は見学しました」と伝えられれば100点。さらに「準備は今回自分でやってみるので、確認してほしいです」と言えたら、120点です。

▶「ここ確認して」を言えたら、120点

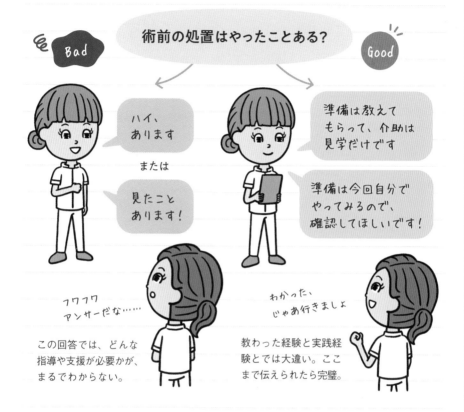

術前の処置はやったことある？

Bad

ハイ、
あります

または

見たこと
あります！

フワフワ
アンサーだな……

この回答では、どんな
指導や支援が必要かが、
まるでわからない。

Good

準備は教えて
もらって、介助は
見学だけです

準備は今回自分で
やってみるので、
確認してほしいです！

わかった、
じゃあ行きましょ

教わった経験と実践経
験とでは大違い。ここ
まで伝えられたら完璧。

✔ わからなかったことは、その日に調べて報告を

　実際のケア場面やその前後で、「これわかる？　わからなければ調べてお
いて」と言われることもあるでしょう。こんなときはスキマ時間などに調
べ、指導者に早めに報告を。遅くとも、その日のうちには報告してくださ
い。それだけで先輩の信頼度は爆上がり！　さらに多くのことを教えても
らえるはずです。レポートなどの提出物も、期限が最優先です。7、8割程
度の完成度でいいので、期限より早く提出します。そのほうが先輩から適
切なフィードバックが得られ、結果として完成度も上がります。

先輩へのアドバイス　新人への接しかたは、バランス感覚も大事。周囲が皆きびしいなら、自分は誰よりやさし
く。周囲が甘いなら、自分がきびしく。その子の成長をいちばんに願うスタッフになろう。　**17**

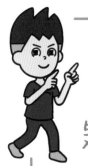

ささいなヘルプや 気遣いにも、「ありがとう」を

▶片づけたのは妖精さん？ それとも……

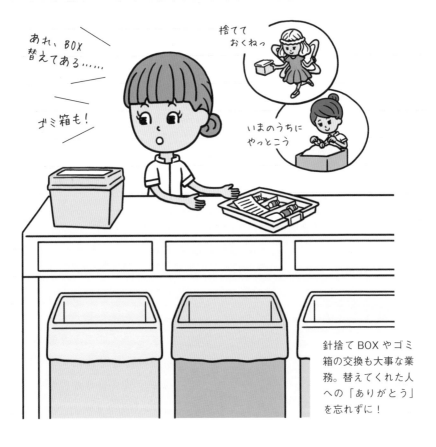

あれ、BOX 替えてある……

ゴミ箱も！

捨てて おくねっ

いまのうちに やっとこう

針捨て BOX やゴミ 箱の交換も大事な業 務。替えてくれた人 への「ありがとう」 を忘れずに！

✓ 誰かの見えない仕事に、みんなが支えられている

「おまえ、感謝って言葉知ってるか？」。これは僕が新人時代に、先輩に言われたひと言。自分では「ありがとうございます」の言葉をいつも口にしていたつもりだったし、納得いかない気分になったものです。

でもある日、その意味に気づくことに。いつもより少し手が空くポジションに入ったときのことです。ガーグルベースンを洗ったり拭いたりしていて、「この作業、めっちゃひさしぶりやな」と感じたんです。つまり自分が処置やケアで走り回っているあいだ、いつも誰かが片づけをしてくれていたということ。「自分が知らんところで、こんだけ助けてもらって働いてんねんな」と理解し、「ありがとう」の数と質が変わりました。その結果、まわりの反応も自然と変わってきて、徐々に信頼を得られるように。

看護の現場には、物品の洗浄・交換・補充、ゴミ箱や針捨てBOXの交換など、見えない仕事がたくさんあります。その目的はすべて、患者さんの安全のため。患者さんを事故や感染リスクから守り、緊急時の処置をスムーズにしているんです。その意識で見えない業務に取り組むとともに、誰かのヘルプに気づいたら、心からの「ありがとう」を伝えましょう。

✓ ときにはイヤな先輩もいる。指導とイジワルを仕分けして

目の前のケアで必死なのは、悪いことではありません。でも、高度な専門職として働くために、お金をもらって学ぶ立場でもあることも忘れずに。その意味でも、心からの「ありがとう」を大切にしてください。

ただ、先輩も善意の人ばかりではありません。新人に対して、態度の悪い先輩がいるのも事実です。「最近の新人は使えない」などの人格否定まで真に受けていると、こちらの心がもちません。指導と意地悪を仕分けして対処しましょう。「○○のケアをするなら、この知識が必須」は、純粋な指導。「なんでそんなこともわかんないの？」は、ただの意地悪です。

問題は、先輩自身も区別がついていないこと。いい指導に意地悪成分が混じっていたり、意地悪発言のなかに、役立つメッセージが混ざっていることもあります。そこをできるだけ仕分けし、意地悪成分は華麗にスルーして。今後のケアにいきると思える内容だけを、頭に入れてくださいね。

先輩へのアドバイス 誰かが意地悪発言をしていたら、周囲の人がちゃんとフォローを。とくに2年目ナースは、「こういうこと言いたかったんだと思うよ」と、意味のあるメッセージに翻訳してあげて。

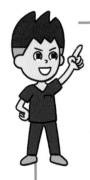

患者さんには、誰よりまっすぐ向き合って

▶ ミスや迷いが生じたときは、患者さんの利益を考えて

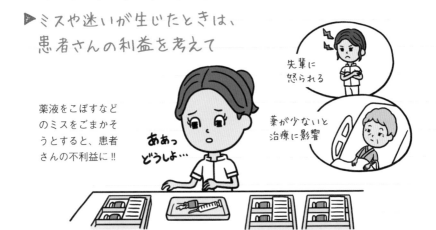

薬液をこぼすなどのミスをごまかそうとすると、患者さんの不利益に‼

ああっ どうしよ…

先輩に怒られる

薬が少ないと治療に影響

✔ 報告を迷うときも、患者さんの利益を基準に

　いまも昔も、新人に失敗はつきものです。大事なのは、失敗後の対処のしかた。患者さんにかかわることで嘘をつかないでほしいんです。たとえば多忙な業務に追われ、食前のインスリン投与を忘れていたとき。先輩に「投与済んでるよね」と聞かれて、「は、はい」などとごまかしたらどうなるでしょう？　自分を守るために、患者さんが不利益を被ることがあってはいけません。どんなに怖い先輩だろうと、「すみません、忘れてました。すぐ打ちます‼」と正直に話すのが、唯一の解決策です。先輩に報告すべきか迷ったときは、つねに「患者さんのため」を基準に行動してください。

✓1年目だからできるケアもある。素直な心で思いを聞いて

　失敗したり、わからないことばかりでも、「自分には何もできてない」などと思わないで。医療職としての知識やスキルは、先輩たちに比べれば、まだまだ未熟です。でも患者さんにとっては、熱心な1年目ナースが一生懸命に話を聞いてくれたことが、入院中のいちばんの思い出かもしれません。いまの自分だからできるかかわりを大切にしてください。

　ときには患者さんが、「生きていても仕方ない」などの言葉を口にすることもあるでしょう。こんなときも、専門職としての傾聴スキルは重要ですが、真摯に向き合う姿勢も同じくらい重要。未熟ながらも、ナースとして真摯に向き合い、考えたうえでの言葉なら、必ず意味はあります。

▶どんなに未熟でも、
　ナースとしての言葉ならOk

> どうしてそう
> 思うのか、聞かせて
> もらえませんか？

> 私、もういいのよ。
> どうせ1人だし……

真摯に向き合って
思いを聞くことも、
患者さんに寄り添
う重要な看護。

先輩へのアドバイス ▶ 新人ナースがベッドサイドで話を聞くことに時間を割いていても、無駄話と決めつけないで。目的意識をもったうえでの行動なら、ほかの処置やケアを代わりにやってあげよう。

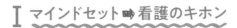

患者さんのいまの目標と、自身の目標を考える

✓ 今日1日、その人のために何ができるか考える

バイタルサインの確認に与薬、点滴交換。さらには清拭・更衣などの清潔ケア。多忙な業務をこなすだけでも、あっという間に1日が終わります。

だからこそ大切にしたいのが目的意識です。僕も1年目のとき、先輩にその指摘を受けました。必死の思いで日勤を終え、夜勤の先輩に引き継いだときのこと。「あんた1日何やっとったん」と言われたんです。衝撃ですよね（笑）。でも、僕が見ていたのは、ICUで人工呼吸器を装着して過ごしている患者さんたちです。日々のケアで抜管の可能性が高まれば、気管切開に移行しなくてすむかもしれません。それが患者さんのためにできることであり、先輩が僕に望んだケアだったんだと思います。

その日の業務を始める前に、「今日1日というかぎられた時間で、この人のために何ができるか」を考える。この視点はいまも大切にしています。

✓ 目先の支援だけじゃダメ。生活する姿を思い浮かべて

一般病棟の入院患者さんに対しても、考えかたは同じです。僕たちのケアは、患者さんが退院した後まで見据えていなくてはなりません。清拭などのケア1つとっても、その視点をつねに忘れずに。患者さんのセルフケア能力を見極めて、できることは自分でやってもらうことがリハビリになります。ナースが支援したほうが早くても、優先すべきは患者さんの長期的目標。患者としてではなく、生活者としての姿を思い浮かべ、「この人のためには何が最善か」を基準にケアにあたってください。

▶患者さんの目標のために 足りない知識やスキルは何?

患者さんの目標

S状結腸がんの術後患者さん。
全身&腸の機能回復のためにも、早く離床を

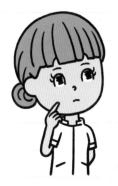

離床がOKになる
要件は?

必要な人員と
時間は?

離床時の
中止基準は?

神経系　呼吸器系
循環器系　自覚症状
デバイス　その他

患者さんの目標
「離床」から、自分
自身が学ぶべき内
容が見えてくる。

自分自身の目標

離床の開始&中止基準を学び、計画・実施
できるようになる

✓ 1日1個学べば十分。1年後には大きな力に!

患者さんの目標と同時に、自分自身の目標にも目を向けます。「この人に最善のケアをするために、自分に足りない知識やスキルは?」と考え続ければ、知識もスキルも確実に向上します。目の前の患者さんのために、1日1つでも何か学べたら、1年後には150個前後の知識やスキルがつくことに。これだけで大きな進歩です。漠然としたスキルアップを思い描き、看護書を開くより、はるかに意味があります。忙しい毎日だからこそ、1日の始まりに目標を考え、1日の終わりに評価する習慣をつけましょう。

先輩へのアドバイス　先輩の日々のケアの目的が、新人には見えていないこともある。「さっきのケアは、離床のための工夫なんだよ」「こんな方法もあるんじゃない?」など、さりげなく教えてあげて。

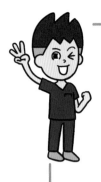

ロールモデルを見つけて、自分なりの看護観へ

✓ 憧れの先輩がいるだけで、成長が加速する

　成長のためには、ロールモデルを見つけることも大事です。「あの人みたいになりたい！」という思いがあれば、日々の学びはより多く、深くなります。そのためには、ただの憧れで終わらせず、「その人の何がいいか」を考え続けること。「つねに患者さん目線でものを考える」「家族へのケアも細やか」など、どんな部分でもかまいません。それを意識し続けるだけで、「あの人だったらどうするだろう？」と、1つ上の視点でものを考えられるようになります。これがロールモデルを見つけることの効果です。

　そしてロールモデルは、時期とともに変わっていくもの。その変化は、視界がいままで以上に開け、成長した証と捉えてください。

✓「どうしてあの声がけを？」と、直接聞いてみよう

　ロールモデルを見つけたら、その人と積極的にコミュニケーションをとってみて。「いまのはどういう意図で声がけしてたんですか」など、どんな内容でもOK。どんなケアにもその人なりの意味や意図があるはずです。それを理解することが、現場での生きた学びです。熱心な新人が好物の先輩たちは、大喜びで話してくれるでしょう。

　積極的に話を聞くうちに、日々のケアの核となる看護観も見えてきます。それがあなたの看護観の土台やヒントになるはず。自分は何を大切にしたいかを考え、いろんな要素を足したり引いたりしながら、自分なりの看護観を磨いていってください。

✔ 看護観に正解はない。バックグラウンドも大きく影響

　僕自身の看護観は、「自分だったらどうしてほしいか」。これには、新人時代からICUで過ごしてきた経験が大きく影響しています。

　ICUでは、多くの患者さんが人工呼吸器をつけて過ごします。気管挿管され、鎮静薬を投与された状態では、言葉でつらさを訴えることができません。だからといって苦痛がないわけじゃない。苦痛が続く状況では、早期の抜管も期待できません。どうすれば苦痛をとり除けるか、必死で想像力を働かせてきました。表情やしぐさを見ながら、「体位がしんどいのかな」「暑いのかな、寒いのかな」と、考えられる要因をとり除いていくことで、アセスメント力も磨かれたと思います。良好な反応が得られないときは、「何が問題だと思う？」と、チームの皆でいつも話し合いました。

　こんなふうに、働く場や状況によっても、看護観は変わります。僕自身もこれが唯一解だとは思っていません。あなたが働く場で、患者さんにとっても自分にとっても、「これが大事！」と思える価値を見つけてください。

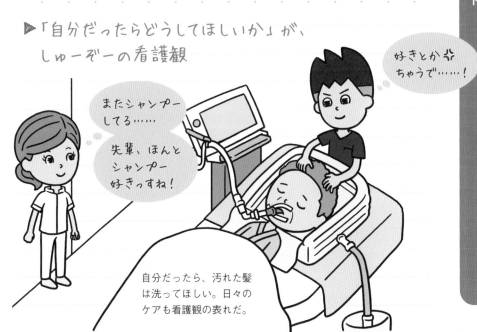

▶「自分だったらどうしてほしいか」が、
　しゅーぞーの看護観

好きとか
ちゃうで……！

またシャンプー
してる……

先輩、ほんと
シャンプー
好きっすね！

自分だったら、汚れた髪
は洗ってほしい。日々の
ケアも看護観の表れだ。

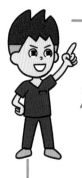

看護は情報収集に始まり、実践・評価で終わる！

✔ 提出のためだけに、看護過程を書いていない？

　看護過程は、看護実習でも幾度となく書いてきたもの。「いい見本ないかな」と看護書を開きながら、苦戦して書いた人も多いのでは？

　でも看護過程は、提出のための形式的な書面ではありません。ナースが看護を提供するために必要なことを、明確な構図にしたものです。新たに受け持つ患者さんに対しては、まず情報をとりますよね。そして背景にある問題を明確にし、解決に役立つ看護ケアを考えます。実践後には、そのアプローチの有効性を評価します。これをひと目でわかる看護過程にすることで、「理由が説明できる合理的なアプローチ」が習慣になるんです。効果不十分なとき、ケア内容を再検討するのにも役立つはずです。

✔ 問題点はどこかを、つねに意識して書く

　実践例で考えてみましょう。たとえば病棟で多い患者指導。塩分・水分制限が守れていない心不全患者さんを見るとします（右図参照）。情報収集の段階から、「塩分制限つらいですよね」「なんで塩分制限必要かわかります？」などと尋ねることで、背景にある問題が見えてきます。「なんかむずかしいこと言われるからわからん」と言われたら、そこが解決すべき問題。具体的にどんなアプローチをするか、計画・立案し、実践後に評価します。

　とくに重要なのが、問題の明確化。ここがふわっとしていると、仮説を論理的に検証していくことができません。悩むときは先輩たちの意見を聞くなどして、問題点を同定するための考えかたを学びましょう。

▶生活指導1つとっても、立派な看護過程

1 アセスメント

心不全で、塩分・水分過多なんだ

本人や家族から、原疾患や関連要因、併存疾患、生活様式などの情報を広く集める。

2 問題の明確化

塩分・水分と心不全の関係が理解できていなかったんだ

情報から問題点を同定。この例では医師の説明が難解で、理解が不十分だったなど。

3 計画・立案

塩分制限のつらさに共感しつつ、わかりやすく説明しよう

「病院食は味が薄くて」などの発言もふまえ、塩分制限の意味を伝えるケアを計画。

4 実施

理解度を確かめながら、なぜ必要かを伝えた

塩分・水分制限により、つらい症状が悪化しにくくなることを平易な言葉で伝える。

5 評価

「そういうことか」と、理解したような発言が見られた

「あー、そういうこと」などの発言があり、指導的アプローチの効果が認められた。

先輩へのアドバイス　新人指導では、具体的な指示ばかりではダメ。「問題点はどこだと思う？」「じゃあ、この人のために何ができるかな」という本質的な問いで、ナースの目で「看る」視点を教えよう。

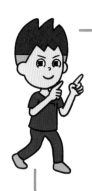

ベッドサイドに行き、患者さんから学ぶ

▶ 始業時間前に来るなら、学習にいかして！

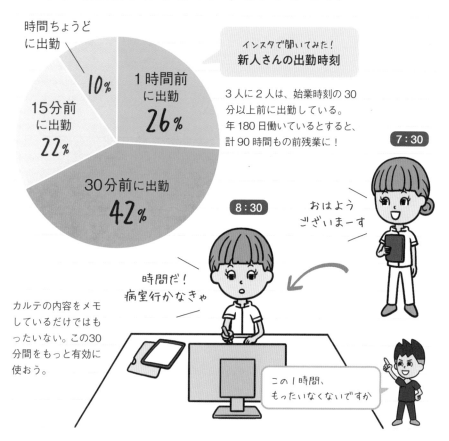

時間ちょうど
に出勤

10%

1時間前
に出勤
26%

15分前
に出勤
22%

30分前に出勤
42%

インスタで聞いてみた！
新人さんの出勤時刻

3人に2人は、始業時刻の30分以上前に出勤している。年180日働いているとすると、計90時間もの前残業に！

7:30

おはよう
ございまーす

8:30

時間だ！
病室行かなきゃ

カルテの内容をメモしているだけではもったいない。この30分間をもっと有効に使おう。

この1時間、
もったいなくないですか

✔やるべきことの答えは、すべてベッドサイドにある

　看護業界の悪しき慣習、それが前残業です。不幸な離職をなくすために
も、看護師の労働環境改善は必須！　この点はインスタでもよく発信して
います。「先輩が早く来ているから」「自分だけ時間ギリギリだと気まずい
から」という理由での前残業は、とてもおすすめできません。

　一方、自己研鑽として早く出勤するのには意味があります。新人ナース
とベテランナースでは、アセスメント力がまるで違いますよね。新人のうち
は、同じ情報を見ていても、適切なアセスメントをするのに時間がかかり
ます。僕自身、いまでは時間ギリギリに出勤しますが、新人時代は1時間
前出勤でした。カルテはあえて見ず、まずベッドサイドに向かうのが長年
の習慣。「呼吸は楽そう？」「顔色はどうかな」「尿は出てる？」などと全身
をざっと見て、全身状態がどう変化しているかを想像します。

　これがベッドサイドで得られる「仮説」です。仮説をもとにカルテや看
護記録を見て、答え合わせをしていくイメージです。

✔「仮説→情報収集」のくり返しが、自己研鑽になる

　その後は、自分のアセスメントと仮説が適切だったか確認しながら、そ
の日の看護過程を展開していきます。ICUであれば、「気道、呼吸、循環、
意識のどこに問題があるか」の仕分けから始めるのがセオリー。そこから
優先度が見えてきて、1日のタイムスケジュールを立てられます。先輩にも、
どのような目的で1日を過ごすか、明確に説明できるようになるでしょう。
これが仮説と情報収集から得られる看護過程です。「ベッドサイドでの仮説」
⇒「カルテの情報収集」⇒「看護過程の展開」のサイクルを習慣にすると、
アセスメント力は格段にアップ！　情報収集時間も大幅に短縮できます。
情報収集はこのように、目的意識をもっておこなうことが大切です。必要
な情報を、必要なときに、必要なだけ引き出すと心得てください。

　受け持ち人数が多かったり、病棟によってはむずかしいかもしれません
が、応用できる部分はあるはず。たとえば4人床なら、まず部屋全体の雰
囲気を見てみて。「4人のうちこの人がいちばん重症かな」「ここから情報と
ろう」と情報収集の優先度を考えていきます。

先輩へのアドバイス　始業時刻に来て、専門職としていい仕事ができるなら、前残業はいらない。できないなら
自己研鑽のために早く来る。これが考えかたの前提。「新人だから早く」なんて圧は禁物。

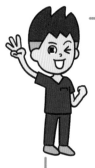

最初に要件をひと言言うと、相手も困らない

▶ 大事なことを最後に言うのは、キケン

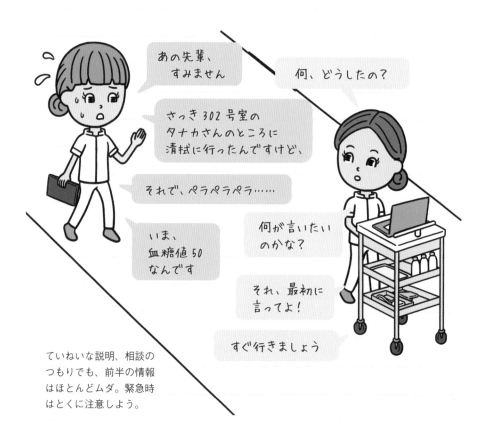

あの先輩、すみません

何、どうしたの?

さっき302号室のタナカさんのところに清拭に行ったんですけど、

それで、ペラペラペラ……

何が言いたいのかな?

いま、血糖値50なんです

それ、最初に言ってよ!

すぐ行きましょう

ていねいな説明、相談のつもりでも、前半の情報はほとんどムダ。緊急時はとくに注意しよう。

✔ いちばん大事なことを、いちばん最初に伝えよう

　社会人研修のド定番ともいえる「報・連・相」。報告、連絡、相談の略ですね。社会人になりたてのうちは、目的が明確なコミュニケーションにどうしても慣れていません。学生として友人と話すなら、好きなことを好きな順に話しても大丈夫。でもビジネスシーンでは皆忙しいうえ、共通の目的のもとでコミュニケーションをとっています。趣旨が不明瞭で冗長な話では、先輩も困ります。

　とくに医療現場では、「緊急か否か」が話の重要度を左右します。すぐに見てほしい患者さんがいるなら、「302号室のタナカさん、血糖値が50です！」などと最初に伝え、重要性が認識できる報告にしましょう。

✔ 報・連・相のうち、「相」が8割でいい

　報・連・相のうち、新人ナースにもっとも求められるのは「相談」。急ぎの報告、連絡が必要な案件かどうかの判断もつきにくいためです。

　たとえば患者さんの清拭をしていて、臀部の赤みに気づいたとしましょう。「これって褥瘡の初期症状？　それとも圧迫による一時的なもの？」「報告・連絡したほうがいいのかな」と迷って様子を見ていると、状態が悪化しかねません。迷ったときはすぐ相談し、報告が必要な事態にならないようにします。それが患者さんの利益を守ることにつながります。

✔「ちょっと待って」が続くなら、ほかの先輩に相談を

　報・連・相が大事といっても、先輩たちは皆忙しそう。「すみません、相談が」と声をかけるたびに、「ちょっと待って」と言われるのも、医療現場あるあるでしょう。多くの先輩は、「いまやってることが終わったらすぐ聞く」というつもりで返事をしています。でもそのうちに急ぎの別件がどんどん入り、なかなか聞いてあげられないことも多いんです。

　こんなとき、先輩の手が空くのをじっと待っていては、患者さんに必要な処置やケアが遅れる可能性があります。「ちょっと待って」が続くときには、ほかの先輩を活用するのもアリです。リーダーに報告すべき案件なら、近くにいるほかの先輩リーダーにその旨を相談してみましょう。

| 先輩へのアドバイス | 看護記録で「リーダーに報告し、経過観察」という記載を目にして、びっくりすることも！報告は保身のためではなく、適切なケアのため。人に責任を押しつけるのはやめよう。 |

抱えてることを書き出せば、多重課題はこわくない

✓ 1年目ナースには、すべてこなせなくて当たり前

あなたが今日1日で担当した業務を思い出してみてください。「投薬」「ミキシング（輸液の準備）」「検査出し」「入室準備」「清拭」「配膳」「食事介助」「リハビリ」……こんな調子で、少なくとも10項目はあるはずです。これを数多くの患者さんにおこなうのですから、パニックになるのは当たり前。先輩だって、朝立てたスケジュールどおりに動ける日はほとんどありません。

そこで、パニックに陥りそうなときの対処法を覚えておきましょう。まずはいったん立ち止まり、抱えている業務をメモ帳にざっと書き出します。可視化すると、頭で考えていたより少ないと感じることがほとんどです。優先順位にこだわりすぎず、「これならすぐ終わる」という業務から着手するのもアリ。未着手項目が減ることで心に余裕が生まれます。

✓ 自分にしかできないことを見極める。それで十分！

本当にパニックに陥ったときは、「先輩、助けて！」が最善の解決法です。責任感から自分1人で抱えていると、必要な処置やケアが受けられず、患者さんが不利益を被ります。

SOSを出すときは、自分にしかできない業務を残し、ほかの業務を先輩にやってもらうのがベスト。たとえば看護記録の記載などは、観察していた本人にしかできませんね。一方、ミキシングなどは、誰がやっても一緒です。このようにSOSが出せるだけでも、チームの皆が働きやすくなります。

▶ 乗り越える工夫とともに、SOS 上手をめざす

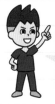

Rule 1

抱えていることを
ザックリ書き出す

- 抗菌薬投与
- 点滴更新
- ルート交換
- レントゲン出し

書き出すと状況が俯瞰できる。書く時間さえ惜しい
と感じても、いったん立ち止まったほうが効率的。

Rule 2

優先順位に
こだわりすぎない

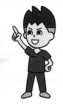

~~抗菌薬投与~~
~~点滴更新~~
- ルート交換
- レントゲン出し

すぐ終わることから
手をつけていく

緊急性の高い処置、ケアから着手するのがセオリ
ーだが、超緊急でなければ、多少の後回しはアリ。

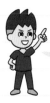

Rule 3

SOS をしっかり出す

Best ◎

先輩すみません！ パンクしてしまって、
注射つくるのお願いできませんか

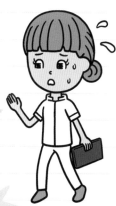

頼みたいことを明確
にできればベストだ
が、それもできない
ときは、泣きつくだ
けでも OK。

Better ○

先輩すみません！パンクしてしまって、
もう何をどうすれば
いいかわかりません……泣

先輩へのアドバイス 〉新人の仕事を勝手に先どりし、「あなたのプリセプティ、時間管理できてないね」なんて注
意してくる人もいる。こんな発言は、教育のフリをした意地悪として相手にしないこと！

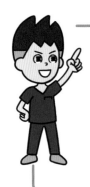

まずトピックを箇条書き。そこから形を整える

▶ 4つのポイントで、「速く」「キレイに」書ける!

1 トピックを箇条書きにする
2 優先順位で並び替え
3 働きながら記録をイメージ
4 経過表との重複を避ける

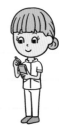

最初から完成形をめざさず、箇条書きしてから整える。

1の例

呼吸状態	●酸素化変わらず ●痰が粘稠
意識レベル	●せん妄アリ ●日中は傾眠
循環動態	●降圧薬を増量 ●指示範囲内で経過

➡

2の例

重症肺炎の場合		意識障害の場合
●呼吸状態	高	●意識レベル
●循環動態	優先度	●呼吸状態
●意識レベル	低	●循環動態

記録にある項目ごとに箇条書きしていく。勤務中からこの形式でメモしておけると理想的。

左の箇条書きを、優先度順に並べ替える。病態によって優先度が変わることに注意!

✔ 時間がかかるのは、頭が整理されていないから

　新人のうちは、看護記録に時間がかかるものです。でも、紙を前に頭を悩ませてばかりでは、スマートな申し送りも定時退勤もできませんね。

　速く的確に書くコツは、頭のなかが混沌とした状態で書き始めないこと。ベッドサイドで業務にあたってる段階で、記録に残すべき内容を考えておきましょう。そのうえで問題点を箇条書きにし、優先順位の高さを基準に並べ替えていきます。経過表との重複を避け、数字の羅列にしないことも大事。ムダな情報がなく、読み手に親切な記録になります。

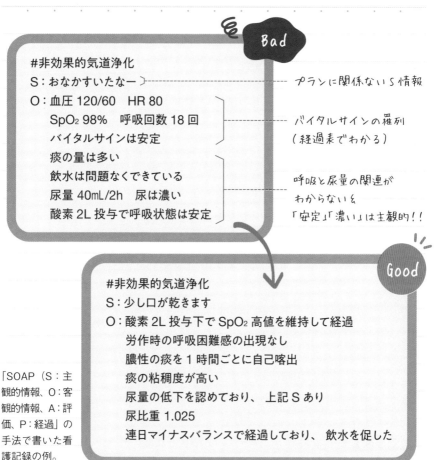

Bad

#非効果的気道浄化
S：おなかすいたなー ------- プランに関係ないS情報
O：血圧 120/60　HR 80
　　SpO₂ 98%　呼吸回数 18 回 ------- バイタルサインの羅列
　　バイタルサインは安定 （経過表でわかる）
　　痰の量は多い
　　飲水は問題なくできている
　　尿量 40mL/2h　尿は濃い ------- 呼吸と尿量の関連が
　　酸素 2L 投与で呼吸状態は安定 わからない & 「安定」「濃い」は主観的！！

Good

#非効果的気道浄化
S：少し口が乾きます
O：酸素 2L 投与下で SpO₂ 高値を維持して経過
　　労作時の呼吸困難感の出現なし
　　膿性の痰を 1 時間ごとに自己喀出
　　痰の粘稠度が高い
　　尿量の低下を認めており、上記 S あり
　　尿比重 1.025
　　連日マイナスバランスで経過しており、飲水を促した

「SOAP（S：主観的情報、O：客観的情報、A：評価、P：経過」の手法で書いた看護記録の例。

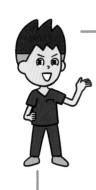

申し送りが必要なのは、看護記録にない情報

✓「私、頑張ったの！」自慢はいらない

皆さんの勤務先では、申し送りにどのくらい時間をかけていますか？「ちょっと聞いてよ〜。今日の夜勤ほんとやばくて」「こんなことがあって、めちゃめちゃ忙しくて」なんて、ダラダラと話していませんか？

これは必要な業務ではなく、頑張った私の話を披露する発表会。ただのストレス発散とおしゃべりです。僕としては時間のムダだと思います。申し送りって、極端にいうとなくてもいい。伝えるべき大事なことは、看護記録に記載すればすむことだからです。意図が確実に伝わるようにきちんと書いていれば、口頭で伝える必要性はありません。

時間をかけすぎない、スマートな申し送りをめざしましょう。

✓ 安全にかかわることなど、必要最低限でいい

では、申し送りで優先的に伝えるべき事項は何か。1つは患者さんの安全にかかわる情報です。「せん妄で興奮し、暴れていた」「観察が必要なため、ナースステーションのすぐそばにベッドを動かした」などがその例です。記録にも当然書きますが、具体的にどのような方法で対処しているかなどを伝えておくと、危険な事故のリスクを減らせます。

もう1つは言語統一が必要な情報です。交通事故などで、救急で搬送されてきた患者さんでは、家族の誰かが死亡しているなどのデリケートな状況も考えられます。未告知と知らずに「奥様、本当に残念でしたね」などと口にすると、大変なことに。念のため口頭でも伝えておくと確実です。

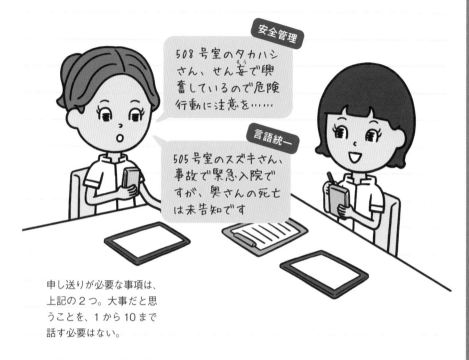

▶「安全管理」「言語統一」だけ押さえておいて

安全管理
508号室のタカハシさん、せん妄で興奮しているので危険行動に注意を……

言語統一
505号室のスズキさん、事故で緊急入院ですが、奥さんの死亡は未告知です

申し送りが必要な事項は、上記の2つ。大事だと思うことを、1から10まで話す必要はない。

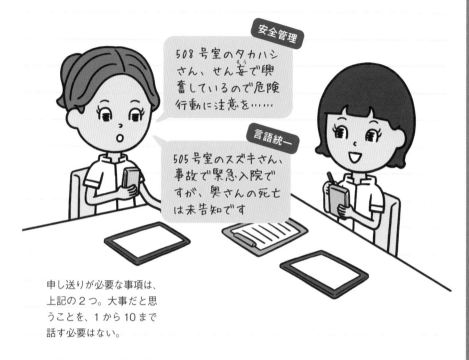

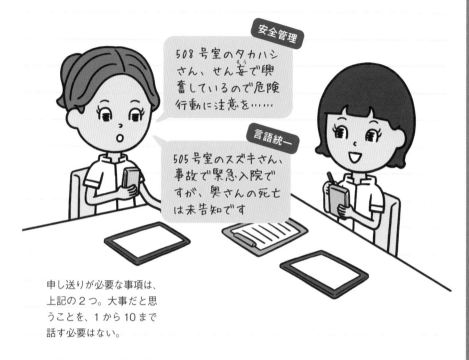

✔ 看護記録がきちんと書けているかは、見直しておこう

　スマートな申し送りの前提となるのが、わかりやすい看護記録です。「これでは伝わらないかも」「口頭でも伝えたほうが」と感じるなら、記録の書きかたを見直しましょう。「読み手が知りたいことは何？」という想像力をつねに働かせて。読んでいてわかりやすいと感じる先輩の記録を参考にするのもいいでしょう。重要なことは経時記録でタイムリーに書いていき、申し送り前に書き終えられると理想的です。

　どのナースも、ムダな前残業や残業を減らしたいと考えています。その意味でも、相手の時間を浪費するのは避けたいところ。新人のうちは周囲のやりかたにあわせるほかありませんが、「自分が先輩になったら、冗長な申し送りはやめよう」という意識をもっておいてくださいね。

先輩へのアドバイス｜ムダな残業は、医療機関全体の課題。申し送りを極力なくす、減らす方向にはなっているはず。部署全体としてその意識を共有し、「頑張った私の発表会」をなくしていこう。

困りごとの解決につながる、実践的な勉強を

✔ みんな勉強が大好き！ でも実践は……

　ナース1年目の生活がきついのは、学ぶことがあまりに多いから。1日を乗り切るだけで大変なのに、さらに帰宅後に本を開いて自己学習をしようと思うと、心身はもう限界です。

　とくに昨今の新人ナースたちは、いろんな看護書を抱えて、勉強熱心な印象があります。それ自体は悪いことではありません。でも実践でのスキルにつながっているかというと、ちょっと疑問かも？　漫然と本を読むより、毎日の処置やケアで困ったことをそのつど学ぶほうが、はるかに力がつきます。病院という場を、もっと学びに役立ててほしいと思います。

▶ 学ぶ意欲があるなら、病院でやろう

自己学習で消耗するより、考えかたを切り替えて、勤務時間内に学ぶほうが効果的。

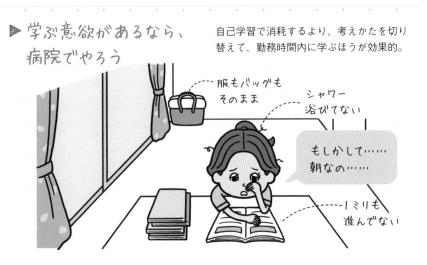

服もバッグもそのまま

シャワー浴びてない

もしかして……朝なの……

1ミリも進んでない

✔ すぐわかることはググる。わからないことは即質問

　なぜ自宅で本を読んでも、実践につながらないか。それは目の前の患者さんの困りごとに結びつかないからです。看護の知識やスキルは、「この人の状態を正しく理解したい」「最善のケアをしたい」という思いがあってこそ。教科書で丸暗記した知識、院内研修会で得た専門知識でうんちくを垂れるのは、ナースの仕事ではありません。

　目の前にはつねに、学びの対象である患者さんがいます。「その人の状態をきちんと把握し、説明できる」「適切なケアを立案し、実行できる」ことを大切にしてください。その過程でわからないことは先輩に聞けばいいんです。教科書よりもずっと、生きた知識を教えてくれます。

　ときには、「そのくらい自分で調べて」と言われることもあるでしょう。ネットを活用して調べるのも、私はアリだと思っています（サイトや情報の質の評価は必要ですが）。先輩をもっとうまく使って、1日1つ、確実な学びができる働きかたをめざしてください。

▶先輩をうまく使うのが、いちばんの勉強法

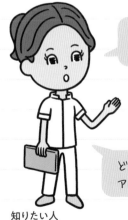

タムラさんの膀胱留置カテーテルは、まだ必要なんですか?

それはいい視点。早く抜去したいよね。そのためには……

どうして肝硬変でアシドーシスになるんですか?

しびれる質問ね!問題は肝臓の低灌流で……

知りたい人
先輩は皆、新人に教えたくてうずうずしている。利用しない手はない!

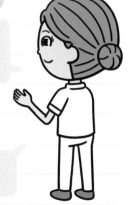

めっちゃ教えたい人

先輩へのアドバイス　2年目以降もこの考えかたは同じ。本をたくさん買ったり院内研修会に参加して、勉強した気になっていない?　知識の詰込みではなく、実践と結びつく勉強をつねに心がけよう。

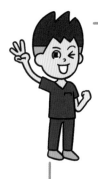

勉強法 ➡ 関連図

疾患・臓器を先に書き、
必要なケアをプラス

✓ 関連図はむずかしい。でも、確実に力になる！

　実践から学ぶにあたり、いちばん力がつくのが関連図。1年目に試行錯誤し、たいていの勉強法をあきらめた僕が、唯一実践し続けてきた方法です。先輩たちからも、「病態の関連図が書けないと」とくり返し言われてきました。ICUナースとして知識を発信できているのは、関連図で養った「病態を看る力」のおかげといってもいいくらいです。たんなる提出物や課題と捉えず、自己研鑽のためと考えてとり組んでほしいと思います。

　まずは1つの臓器の疾患について、シンプルに図を書いてみましょう。「肺炎」「心不全」「脳血管障害」など、自分が働く科でよく出合う疾患から始めると、今後もそれを活用できます。比較的得意なものから始めて、苦手意識を克服していくのもおすすめです。

✓ 複雑な多臓器不全も、3ステップで書けるように

　1つずつの臓器、疾患の図を書けるようになれば、右ページのように臓器間でつなげていくこともできます。すべての関連臓器を組み合わせられたら、最難関課題である「多臓器不全」の関連図が完成！　アセスメントの引き出し（→P50）も広がり、全身管理のための力が確実につきます。

　最後に、組み合わせた図に対し、ケアの視点を加えることも忘れずに。最初からケアの視点を入れて完成形をめざすより、臓器と疾患を捉える図を先に書いたほうが、考えを整理できます。大きめの紙にゆとりをもたせて書き、ケアの視点を書き足せるようにするといいでしょう。

▶ 3ステップで図を描いて、看護の視点を加える

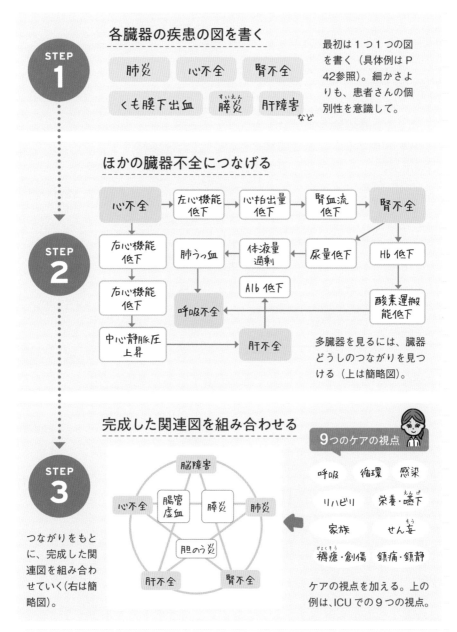

STEP 1 各臓器の疾患の図を書く

肺炎　心不全　腎不全

くも膜下出血　膵炎　肝障害　など

最初は1つ1つの図を書く（具体例はP42参照）。細かさよりも、患者さんの個別性を意識して。

STEP 2 ほかの臓器不全につなげる

心不全 → 左心機能低下 → 心拍出量低下 → 腎血流低下 → 腎不全

右心機能低下　肺うっ血 ← 体液量過剰 ← 尿量低下 ← Hb低下

右心機能低下　Alb低下

呼吸不全 ← 酸素運搬能低下

中心静脈圧上昇 → 肝不全

多臓器を見るには、臓器どうしのつながりを見つける（上は簡略図）。

STEP 3 完成した関連図を組み合わせる

脳障害　心不全　腸管虚血　膵炎　肺炎　胆のう炎　肝不全　腎不全

つながりをもとに、完成した関連図を組み合わせていく（右は簡略図）。

9つのケアの視点

呼吸　循環　感染　リハビリ　栄養・嚥下　家族　せん妄　褥瘡・創傷　鎮痛・鎮静

ケアの視点を加える。上の例は、ICUでの9つの視点。

先輩へのアドバイス　関連図を1年目で終わらせるのはもったいない！ 病態理解を深めるために、何年たっても書くようにしたい。僕は後輩指導のときにもしょっちゅう、ミニ関連図を書いています。

肝硬変

B型・C型肝炎ウイルス
アルコール
低栄養
薬物・毒物

→ 肝細胞の変性
壊死・萎縮・硬化
（不可逆的）

→ 肝機能障害

○ タンパク質合成の低下 → 血中タンパク減少
＜TP↓＞

○ 脂質代謝の低下 → コレステロール低下

「インスリン不活性」 → 血糖値上昇 ← ○ 糖質代謝の低下
↘口渇感
・倦怠感.

○ 胆汁の生成と
排泄障害 → ビリルビン代謝障害
↳ 黄疸

↳ 脂肪の消化障害 →

○ 門脈うっ血 → 門脈圧亢進 → 毛細血管圧
→ 腹腔・脾機能

↳ 側副血行

○ アンモニア処理能力の低下 → 高アンモニ

42

しゅーぞー作の関連図

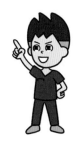

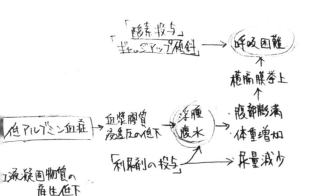

「酵素投与」
「ギャッジアップ傾斜」 → 呼吸困難

　　　　　　　　　　　↑
　　　　　　　　横隔膜挙上

低アルブミン血症 → 血漿膠質 → 浮腫 → 腹部膨満
　　　　　　　　　浸透圧の低下　腹水 → 体重増加

　　　　　　　　「利尿剤の投与」 → 尿量減少

凝固物質の
産生低下

└ プロトロンビン時間延長
　　　< APTT↑ >

脾腫大

脂溶性ビタミン吸収障害
（ビタミンK）「ビタミン剤」

→ 浮腫

→ 汎血球減少 → 易感染
　<HGB・PLT↓>
　<WBC↓>

→ 出血徴候 ← FFP輸血
　↑・<PLT↓>
　・皮下出血

成 → 腹壁静脈怒張（メドゥサの頭）
　　食道静脈瘤

症 → 肝性脳症 → 肝性昏睡
　　・見当識障害
　　・羽ばたき振戦
　　↑「内服・血液浄化」

肝硬変を例に書いたもの。書く過程で知識や情報が整理され、「だから感染症にかかりやすいんだ」などの実践的理解が深まる。現場ではさらに、個別性を反映したものに。

しゅーぞー
１年目の関連図

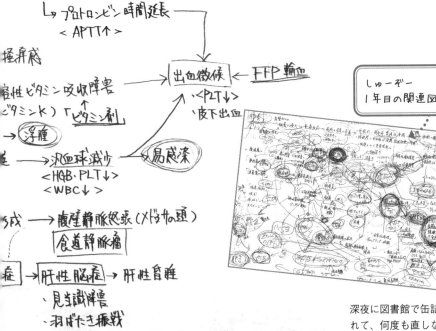

深夜に図書館で缶詰にされて、何度も直しながら書いた関連図。いま見てもカオス……！

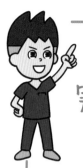

実践後のリフレクションで、はじめて力がつく

✔ 先輩との振り返りを、少しずつ自分でやっていく

　病院を学びの場とし、力をつけていくには、やりっぱなしにしないこと。「あー疲れた。やることいっぱいで慌てちゃった！」では、その日のケアを次にいかせませんね。そこで必要なのが「リフレクション（内省）」です。「タイムスケジュールはどうだったか」「処置や準備の遅れ、ミスがなかったか」など、その日1日の働きかたを振り返ります。

　1年目は先輩が一緒にやってくれますが、今後は自分で振り返る力が必要になります。1人でもできるよう、いまから意識しておきましょう。

▶ リフレクションしておくと、次の実践にいきる！

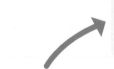

経験
例）他業務に必死で、CT
検査の時間に遅れた

今日のケア
どうだった⁉

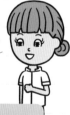

実践
例）時間厳守のケアの前でも、慌てなくてすんだ

**経験学習
サイクル**

内省
例）順番を変えて、他業務は後に回せばよかった

概念化
例）時間厳守のケアとそうでないケアを先に分類

このサイクルを
習慣化すると、
必ず次にいきる。

▶ うまくいったことも、いかなかったことも学びになる

たまたま
うまくいったのかな?

同じことが
起きたらどうする?

うまくいった理由
があるの?

先輩たちには
どう見えてるのかな?

うまくいったケアも偶然ではない。どんな要因
でうまくいったか考えて、次につなげたい。

✔ 反省ではなく「内省」で、次の実践にいかす

リフレクションは反省の意味ではありません。成功場面の振り返りも大切なリフレクションです。たとえばチーム全員の業務が詰まっていたのに、1つの事故もなく終えられたとき。これもリフレクションチャンスです。リーダーの采配がよかったのか、メンバー間の声がけが徹底されていたのか。要因が明確になれば、また同じ状況になってもうまく回せるはずです。ほかのメンバーがどう感じていたか聞くのもおすすめです。

✔ 患者さんは1人1人違う。だから概念化が大事

個別のケアについてリフレクションする場合は、概念化が大事です。

術後患者さんの痛みのケアを担当したと考えてください。「こんなに痛いと思わなかった。手術は二度とイヤ!」と言われたとします。鎮痛薬の種類や量の問題なのか、もともと痛みの閾値が低いのか、ほかのストレス要因がなかったか。すべてのケースにあてはめられる要因と、そうでない要因がありそうですね。1人1人の個別性を見ながら、次にいかせる部分を明確にできると、左図のサイクルをうまく回せるようになります。

先輩へのアドバイス ｜ 先輩の立場に立ってからも、リフレクションはやっぱり大事。プリセプティの指導でうまくいったこと、うまくいかなかったことを振り返ることで、教える力も高まっていく。

Q1

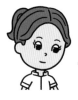

休みの日にもつい、
仕事のことを考えてしまいます

オンとオフの切り替えは大事!
みんなのリフレッシュ法も参考にして

インスタでアンケート

1位 美味しいものを食べる

2位 温泉、サウナ、エステ

3位 同期と話す

その他の回答

「仕事なんか考えずに
遊び倒す」
≫切り替えが大事!

「ブランドもの、
めっちゃ買っちゃいます!」
≫ご利用は計画的に

「バイクで攻める」
≫気をつけなはれや。笑

　これも1年目あるあるですよね。前日のミスを思い出して落ち込んでしまっ
たり、「勉強しなきゃ」と机に向かうものの、あまりはかどらなかったり。
　でも、オンとオフの切り替えは大事です。仕事中に全力で学び、あとは完
全オフにするのが理想では?　先輩たちのように、美味しいものを食べたり、
温泉に行くのもよし。同期とグチを言ったり、気持ちを話すのもいいですね。
　僕自身も、ムダな時間外労働はなくしてプライベートを大事にしたいと考
えています。プライベートの充実は、翌日からのよりよいケアにつながるはず。
健康な心を守るためにも、思いきり楽しんでくださいね。

挨拶しても無視する先輩。
心が折れそうです……

しょーもない先輩がいるのも確か。
みんなの対策を聞いてみよう！

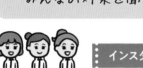

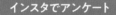

インスタでアンケート

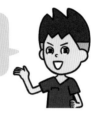

「人を軽視している。
この人は理想の
人ではない。
だから気にしない」

≫ 反面教師にする
のがいいですね。
自分のせいだと思
わないこと

「『○○さん！
おはようございます！』
と、あえて
向かっていく」

≫ これができたら素
晴らしい！笑
これで返事がなけ
ればどうしようも
ない

「同類に
ならないように
挨拶続けます」

≫ 挨拶ないくせに意
外と態度を指摘して
くる人も……。
人は人。自分は自
分。無我の境地で
挨拶を続けよう！

　いますね、こんな先輩。しかも自分は挨拶しないくせに、こちらの挨拶の
有無には目を光らせています。「人間1回目なんか」と、思わず突っ込みたく
なってしまいます。

　ただ、相手が悪いとわかっていても、「きらわれてるのかな」などと不安に
なりますよね。多くの場合、きらいだから無視しているわけではないでしょ
う。自分の忙しさに必死だったり、相手の目を見て挨拶する習慣ができてい
ないんだと思います。「自分は絶対あんな先輩にならないぞ」と誓いつつ、上
記のように粛々と挨拶し続けるのが正解かもしれません。

ナスモン図鑑 ① 新米ナスモン、3年目ナースまでの道

あなたの身近にいるふしぎな生きもの、ナースモンスター。略してナスモン。「世界中の看護師に、少しでも笑いを」のコンセプトで、インスタで発表してきたキャラクターたちです。
皆さんもつらい1年目を乗り切って、りっぱなサンネンメエになれますように!!

シンソーツ　LV.1

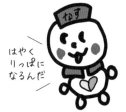

はやく
りっぱに
なるんだ

こうげき	1
ぼうぎょ	2
メンタル	3
すばやさ	10

しんじんナスモン
もちもの：びょうきがみえる

しごとにくるのは 7じ 30ふん
まいにちが いのちがけ
しんかするひを ゆめみている

ものまね	PP 3/10
ナースコールキャッチ	PP 5/30
かんれんず	PP 5/5

ニーネンメ　LV.14

\ おおきくなったよ！/

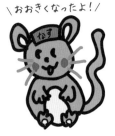

こうげき	3
ぼうぎょ	4
メンタル	5
すばやさ	13

にねんめナスモン
もちもの：ケーススタディのぶんけん

シンソーツの しんかけい
たいへんなところを うけもつ
じぶんの せいちょうを かんじはじめている

メンバーシップ	PP 6/20
そとまわり	PP 5/30
のみかいかんじ	PP 2/2
でんこうせっか	PP 2/25

サンネンメエ　LV.23

\ フワモコになりました!! /

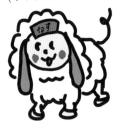

こうげき	7
ぼうぎょ	8
メンタル	8
すばやさ	15

さんねんめナスモン
もちもの：いいんかいのきじろく

ニーネンメの しんかけい
まかせられる しごとが ふえてきた
じぶんの みらいを かんがえはじめている

せいちょう	PP 3/25
こうはいしどう	PP 5/10
まるくなる	PP 5/20
きりきく	PP 8/15

➡ ナスモンの仲間に出会える！「ナスモン図鑑」 instagram.com/nurse_monster_/

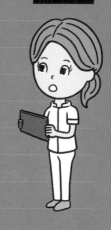

アセスメント力があれば、こわくない！

——体に見てふれて、何が起きているかを考える

いまの1年目ナースはみんな勉強熱心です。
アプリで聴診の音を聞いたりして、知識をたくさんつけています。
でも大切なのは、看護実践で本当に使える知識です。
そのためには目の前の患者さんを見て、ふれるのがいちばん。
その考えかたと方法を、ギュッと詰め込んで伝えます！

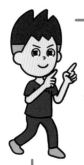

引き出しの「数」「深さ」が アセスメント力の決め手

▶同じ情報でも、
　見える世界が大きく変わる

情報

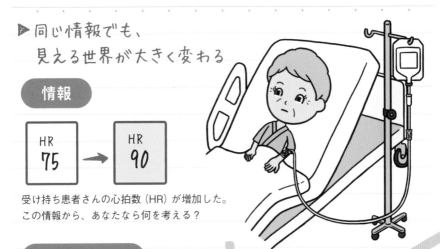

| HR 75 | → | HR 90 |

受け持ち患者さんの心拍数（HR）が増加した。
この情報から、あなたなら何を考える？

引き出しの数

看護師 A
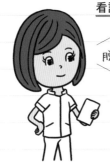

脱水でしょ

脱水？　発熱？　不穏(ふおん)？
痛み？　薬剤の飲み忘れ？
炎症？　不安？

看護師 B
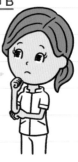

2人の先輩のアセスメントを比べてみよう。
脱水しか思いつかない先輩Aに対し、先輩B
はたくさんの引き出しから推論している。

☑ 引き出しが多く、深いほど、急変を防げる

　ナースの専門性は、医療的な目で人を看ることです。たとえば便を見たとき。一般の人は「うんちだ」としか思いませんね。しかしナースは、「硬さは？」「色は？」「頻度は？」「食事はとれてる？」など、便から全身状態を推論します。これがアセスメント力。この引き出しが多く、深いほど、早期に適切に対処し、急変を防げます。優秀な先輩の視点から学ぶとともに、関連図作成を習慣にして、アセスメント力を磨いていきましょう。

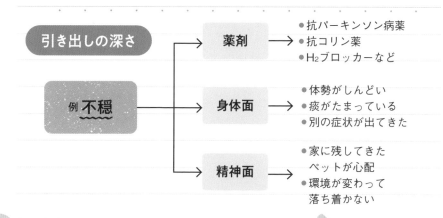

引き出しの深さ

例 **不穏**

薬剤 →
- 抗パーキンソン病薬
- 抗コリン薬
- H₂ブロッカーなど

身体面 →
- 体勢がしんどい
- 痰がたまっている
- 別の症状が出てきた

精神面 →
- 家に残してきたペットが心配
- 環境が変わって落ち着かない

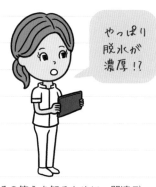

やっぱり脱水が濃厚！？

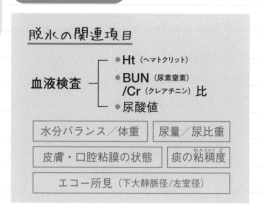

データ収集

脱水の関連項目

血液検査 —
- Ht（ヘマトクリット）
- BUN（尿素窒素）/Cr（クレアチニン）比
- 尿酸値

| 水分バランス／体重 | 尿量／尿比重 |
| 皮膚・口腔粘膜の状態 | 痰の粘稠度 |
| エコー所見（下大静脈径／左室径） |

その答えを知るために、関連データを集め、可能性の高いものを絞り込む。ここまでできたらパーフェクト！

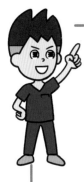

まずはコミュニケーション。話はそれから！

☑ 信頼関係を築いたうえで、情報を集める

僕たちナースにとって、病院は日常空間。でも患者さんにとっては違います。はじめての入院という人も多く、不安やストレスはつきものです。

そんな状況下で、安心できるかかわりを提供するのもナースの仕事です。患者さんの病室はパーソナルスペースと考えて、個室ならノックする、相部屋ならほかの人に聞こえないように問診するなどの配慮を。「痛みはどうですか」などといきなり問診するのも避けましょう。「おはようございます」「看護師のしゅーぞーです」の挨拶、自己紹介が先です。「夜はゆっくり休めましたか」など、気遣いとアセスメントをかねた言葉も忘れずに。

そのうえで、主病名にまつわる症状、変化で、気になる部分を尋ねます。このように情報収集していくのが、問診の適切な流れです。

☑ 変な先輩のマネをして、タメ口をきいていない？

会話や問診の際には、目線などの非言語メッセージにも注意して。モニターや器具を見ながらではなく、相手の目を見て話しましょう。体にふれるときは、「失礼します」「血圧計のカフを巻きますね」などの声がけも必要です。このへんが雑になっているベテランナースも多くいます。

とくに気になるのが、患者さんへのタメ口や、「お父さん」「お母さん」などの馴れ馴れしい呼びかたです。患者さんとの信頼関係や親密さを勘違いしているとしか思えません。よい子の新人ナースの皆さんは、絶対にマネしないように！

▶挨拶から始めて、話しやすい関係づくりを

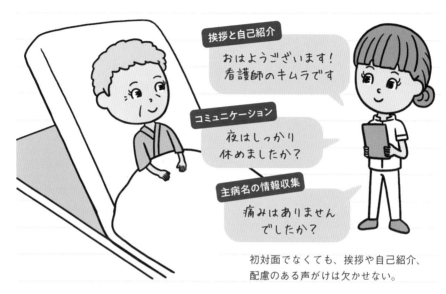

挨拶と自己紹介
おはようございます！
看護師のキムラです

コミュニケーション
夜はしっかり
休めましたか？

主病名の情報収集
痛みはありません
でしたか？

初対面でなくても、挨拶や自己紹介、
配慮のある声がけは欠かせない。

▶症状を知るための「型」をもっておく

問診の形式「OPQRST」の例。型に沿って聞いていくと必要事項をもらさずにすむ。

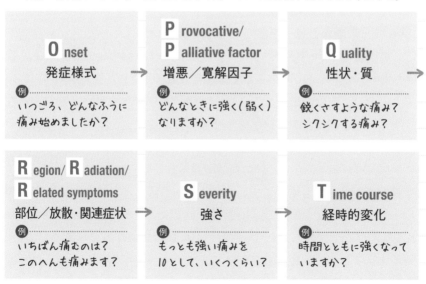

Onset
発症様式
例
いつごろ、どんなふうに
痛み始めましたか？

→

Provocative/
Palliative factor
増悪／寛解因子
例
どんなときに強く(弱く)
なりますか？

→

Quality
性状・質
例
鋭くさすような痛み？
シクシクする痛み？

→

Region/ **R**adiation/
Related symptoms
部位／放散・関連症状
例
いちばん痛むのは？
このへんも痛みます？

→

Severity
強さ
例
もっとも強い痛みを
10として、いくつくらい？

→

Time course
経時的変化
例
時間とともに強くなって
いますか？

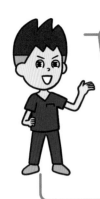

パッと見たときの「なんか違う」を大切に

☑️ まずは全体を見て、違和感がないか確かめる

視診で得られる情報はたくさんあります。問診の時点で、顔色や呼吸のしかたなどを見て、さりげなくアセスメントを進めていきます。「なんか変」「いつもと違う」と気づけたら、それだけで合格点です。

顔色が悪く、チアノーゼを認めるなら、すぐにバイタルサインを確認しましょう。末梢の色調もあわせて見るようにします。最近ではひざの色が重度の循環不全のサインとして知られ、「Mottling Score」で評価できます（→P204）。

☑️ シーソー呼吸などは、視診でいち早く気づいて！

そして重要なのが、呼吸にまつわる視診。まずは胸の動きを見ます。胸だけを集中して見るのではなく、全体像としてぼんやりと捉えるくらいが最適です。とくに危険な徴候はシーソー呼吸。普通は息を吸うと胸がふくらみ、吐くとへこみますが、シーソー呼吸はその逆です。吸うときに胸部が陥没します。気道トラブルの重要所見として覚えておいてください。胸の動きの左右差がないかも、片肺の異常所見として見ておきましょう。

呼吸回数やリズムも重要です。患者さんが意識してしまわないよう、問診しながらさりげなく数えて。15秒間の回数に4をかける方法がいいかもしれません。25回/分以上なら頻呼吸、10回/分未満なら徐呼吸です。

胸部を見るときに、腹部もあわせてチェック。腹部膨満が認められれば触診し、硬さや腹膜刺激症状などを確かめます（→P56）。

▶全身を見て、胸の動きや腹部の張りなどをチェック

まずは問診しながら、全体像を自然に見て。そのうえで気になるところを確認。

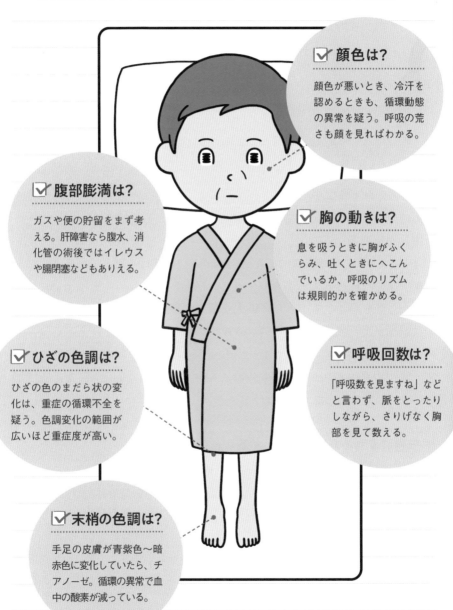

☑ 顔色は?

顔色が悪いとき、冷汗を認めるときも、循環動態の異常を疑う。呼吸の荒さも顔を見ればわかる。

☑ 腹部膨満は?

ガスや便の貯留をまず考える。肝障害なら腹水、消化管の術後ではイレウスや腸閉塞などもありえる。

☑ 胸の動きは?

息を吸うときに胸がふくらみ、吐くときにへこんでいるか、呼吸のリズムは規則的かを確かめる。

☑ ひざの色調は?

ひざの色のまだら状の変化は、重症の循環不全を疑う。色調変化の範囲が広いほど重症度が高い。

☑ 呼吸回数は?

「呼吸数を見ますね」などと言わず、脈をとったりしながら、さりげなく胸部を見て数える。

☑ 末梢の色調は?

手足の皮膚が青紫色〜暗赤色に変化していたら、チアノーゼ。循環の異常で血中の酸素が減っている。

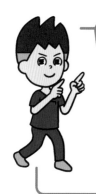

腹部や末梢にふれて、変化を感じとる

✓ 手を温めて、手のひら全体で腹部にふれる

触診をするときは、アセスメント以前の配慮が必要。冷たい手で突然さわられるのは不快です。手が冷たいときは、両手をこすりあわせるなどして温めてから。「おなかさわりますね」などと、ひと声かけてさわります。

触診が重要となるのはとくに腹部です。痛みがあるなら、「いちばん痛いのはどこですか」と確かめて。いちばん遠いところから順にふれるようにします。まずは圧痛があるかをチェック。局所的なものか、腹部全体に痛みが広がるかも尋ねます。さらに重大な徴候が腹膜刺激症状です。筋性防御や反跳痛があれば、早急な対処が必要です。

前胸部にもふれてみてください。痰が貯留していれば振動が感じられます。吸引のタイミングを判断するのにも役立ちます。皮下気腫では握雪感といって、雪を踏んだときのようなギュッという感覚があります。

✓ 末梢にふれるだけでも、わかることがいっぱい！

末梢の触診は、循環動態に異常がないか知るのに役立ちます。

危険なのは手足が冷たいとき。冷汗や湿潤は循環動態悪化のサインです。足背動脈にふれ、拍動があるか確かめてみましょう。反対に温かい場合は、発熱の前兆などが考えられます。

手足が乾燥しているときは、脱水の可能性もあります。CRT（毛細血管再充満時間）がよい指標です。爪床を5秒間圧迫し、2秒以内に爪の色に赤みが戻れば正常と判断できます。

▶腹部の痛みがあれば、遠い位置から順にふれる

異常に気づき、緊急性を判断できることが大事。

9分割で触診

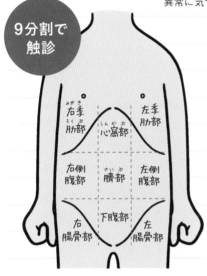

右季肋部（みぎきろくぶ）　心窩部（しんかぶ）　左季肋部

右側腹部　臍部（さいぶ）　左側腹部

右腸骨部　下腹部　左腸骨部

9か所に分けて触診する。記録の際も、どの部位が痛むかを明確に記しておく。

圧痛

手根部の少し上に力をかけるイメージで

点で押すと痛いので、面でぐーっと押す。圧痛があれば、広がりかたと範囲も確認。

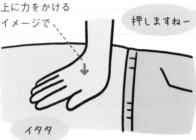

押しますねー

イタタ

腹膜刺激症状をチェック

筋性防御

押しますねー

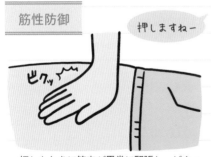

ビクッ

押したときに筋肉が異常に緊張し、ビクッとなる。腹膜炎や腹腔内出血などを疑う。

反跳痛（はんちょうつう）

離しますねー

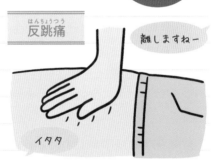

イタタ

手をパッと離した瞬間に痛みが生じたり、強まる。腹膜炎や腹腔内出血などを疑う。

「右側腹部優位の、右腸骨部に広がる圧痛あり。筋性防御、反跳痛は認めない」などと記載。誰が見てもわかる、正確な共通言語で！

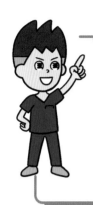

音の聞き分け以前に、目的をもって聴診を

✓ 目的は聴診マニア？　それとも無気肺などの発見？

　聴診をするときも、触診と同じく、患者さんに不快感を与えないように。手で聴診器を温めて、どこにあてるか声をかけてから触診します。

　音の聞き分けについては、マニアックな解説書もたくさんありますよね。でもナースの聴診は、医師が診断目的でおこなうものとは少し違うかもしれません。もっとシンプルに考えて大丈夫です。

　大切なのは、マニュアル的に各部位を聞くのではなく、目的をもっておこなうこと。痰の貯留とその部位を確かめたいのか、術直後や長期臥床などで無気肺が心配なのか。呼吸器についてなんの心配もないときに、訪室のたびにルーティンでおこなうのはやめましょう。

　聞くべき内容としては、まずは聞こえるか聞こえないか。そして音の大小です。音の種類は、ウェットな音かドライな音かを判別。「肺が湿っている感じ」など、病態イメージと結びつけて覚えます（→P60）。

✓ 前面４か所と側面で十分。必要時に背面も聞く

　聞く位置も細かく考えすぎず、前面２か所、側面２か所で十分です。聴診器を入れられそうなら背面下方も聞きますが、これは状況しだい。座位や歩行が可能な人では、背面の無気肺の可能性は低く、必要ないかもしれません。必要なのは長期臥床の人などですが、わずかな動きもしんどいようなら、無理はしないで。側臥位で寝ているタイミングなどで聴診します。聴診の必要性と苦痛の度合い、両者のバランスを考えることが大切です。

▶上・下肺野を押さえておけば、困らない

上肺野と下肺野の位置を理解し、左右2か所で確認。背面は必要時に聞く。

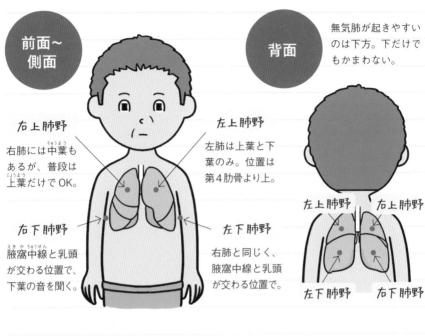

前面～側面

右上肺野
右肺には中葉もあるが、普段は上葉だけでOK。

左上肺野
左肺は上葉と下葉のみ。位置は第4肋骨より上。

右下肺野
腋窩中線と乳頭が交わる位置で、下葉の音を聞く。

左下肺野
右肺と同じく、腋窩中線と乳頭が交わる位置で。

背面

無気肺が起きやすいのは下方。下だけでもかまわない。

左上肺野　右上肺野

左下肺野　右下肺野

Skill up! 18の区画で肺野を見よう

前面

呼吸器外科の術後ケアや、より高いレベルの聴診を身につけたい人は、区画も覚えておこう。

S^1　S^1, S^2
S^2
S^3　S^3
　　S^4
S^4　S^5
S^5
S^8　S^8
S^9　S^7　S^9
　S^{10}　S^{10}

背面

S^1　S^1, S^2
　S^3　S^2
S^4
　S^6　S^6　S^4
S^9　S^{10}　S^{10}　S^9

▶「せまい道を通る」など、イメージで音を覚える

コースクラックル（水泡音）

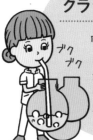

ブクブク

「なんか湿ってる」とわかれば Ok

湿った感じがすれば、この音の可能性が高い。原因は肺炎や肺水腫。

ファインクラックル（捻髪音）

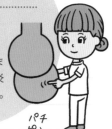

線維化した肺の、乾いたパチパチ音

細かいパチパチ音。まれに重度の間質性肺炎で聞こえることがある。

パチパチッ

ロンカイ（いびき音）

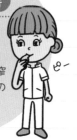

グーグーグー

いびきそのものの音。太い気管支から聞こえる「グー」「クー」という低いいびき音。気道の痰貯留などが原因。

ウィーズ（笛声音）

せまい道を通るためにピーピーと聞こえる

ロンカイより高度の狭窄で、「ピー」「ヒュー」の高めの音がする。

ピー

ストライダー（喘鳴）

吸気時に聞こえる

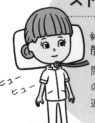

ヒューヒュー

術直後などに頸部を聞く。聞こえたらピンチ！

閉塞した気道を乱気流のように空気が通り、連続的に高音が鳴る。

スクウォーク（一瞬の笛声音）

吸気時に聞こえる

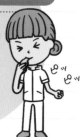

ピッピッ

頸部などでは聞こえず、末梢で聞こえる

吸気の最後に細気管支が再開通する「キュー」「クゥー」の音。

☑ 必要なときは、頸部や腹部の音も聞こう

　胸部のほかに重要なのが、頸部の触診です。術直後、抜管後などの気道トラブルに気づけます。気管のいちばん太い部分に聴診器をあててみて、吸気時に、せまい気道で無理に息を吸っているような音（ストライダー）が聞こえたら、気道閉塞の疑いが濃厚。様子見にすると酸素が全身に届かなくなるので、先輩にすぐ相談してください。

　腹部の聴診も1か所で十分。金属音のような異常音が聞こえないか、腸蠕動音が亢進・消失していないかを聞いておきます。

- -

▶腹部聴診では、1か所だけ聞けばOk

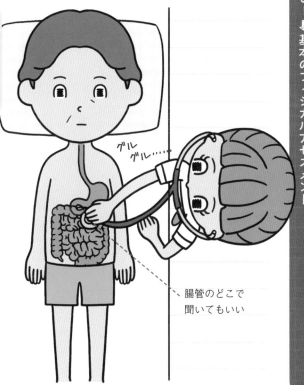

金属音
狭窄した腸管内を内容物が通るときに聞こえる。イレウスや腸閉塞を疑う。

腸蠕動音の亢進
1分間に35回以上「グルグル」「キュルキュル」と聞こえる。下痢が代表的。

腸蠕動音の消失
聴診器をあてて5分経っても、腸蠕動音が聞こえない。イレウスなどを疑う。

グルグル……

腸管のどこで聞いてもいい

PART
2
アセスメント力があれば、こわくない！ 基本のフィジカルアセスメント

61

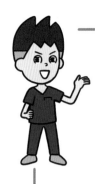

SpO₂ 100%で安心していてはダメ

- - - - - - - - - - - - - - - -

▶ SpO₂は便利。でも、3つの弱点がある

パルスオキシメータを指にはめるだけの手軽さ。
ただし簡易的指標にすぎないことを忘れずに。

1 上限がある

SpO₂ 100%が示すのは、
PaO₂ 100〜500Torr と
幅広い

PaO₂の変動にあわせて変化するのは SpO₂ 99%まで。100%だと、実際の血中酸素が減っていても気づけない。

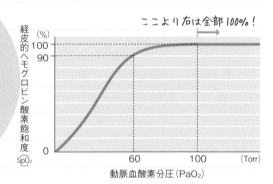

経皮的ヘモグロビン酸素飽和度（SpO₂）

ここより右は全部100%！

(%)
100
90
0

60　　　100　　(Torr)

動脈血酸素分圧（PaO₂）

2 計測に不確実性がある

末梢の循環が悪い？
マニキュア？
貧血？

異常値のときは
必ず測り直してみて

高齢者などではとくに末梢循環が悪く、正しく測れていないことがある。変だなと思ったら、必ず測り直して。

3 状態の悪さを過小評価しがち

SpO₂ 10%の低下に対し、
PaO₂ は40Torr も下がってる！

SpO₂ が 100%から 90%に低下したとき、「10%だけだし許容かな」と過小評価し、急変させてしまうことも。

✔ 患者さん1人1人の、至適SpO₂を考える

　SpO₂（経皮的ヘモグロビン酸素飽和度）は呼吸管理の便利な指標。でも落とし穴もあります。「100％だから大丈夫」という油断です。結果として、換気機能の低下から意識障害を起こしたり、肺炎や無気肺の悪化を見落としかねません。これを防ぐには、1人1人の至適数値を考えることです。疾患、病態、年齢などの背景要因を考え、先輩に確認しておきましょう。

　呼吸数も大事な指標。ベッドサイドモニターの値ではなく、必ず目視で数えます。「呼吸数を見ますね」とは言わず、さりげなく見るのがコツです。

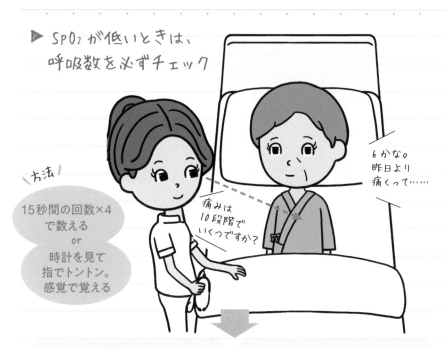

▶ SpO₂ が低いときは、
　呼吸数を必ずチェック

〈方法〉

15秒間の回数×4
で数える
or
時計を見て
指でトントン。
感覚で覚える

痛みは
10段階で
いくつですか？

6かな。
昨日より
痛くって……

頻呼吸

体温や血圧などをあわせて見る
定義は25回/分以上だが、20回/分を超えたらおかしいと判断。肺疾患、敗血症などさまざまな原因で起こる。

徐呼吸

頻度は高くなく、ひと目見ておかしい
定義は10回/分未満。糖尿病性昏睡や脳梗塞など、中枢神経系になんらかの異常があると考え、すぐ報告を。

▶どうして低酸素なの!? 4つの視点で考える

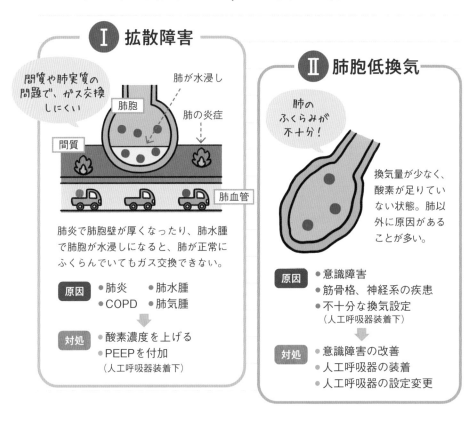

Ⅰ 拡散障害

間質や肺実質の問題で、ガス交換しにくい

肺胞

間質

肺が水浸し

肺の炎症

肺血管

肺炎で肺胞壁が厚くなったり、肺水腫で肺胞が水浸しになると、肺が正常にふくらんでいてもガス交換できない。

原因
- 肺炎
- 肺水腫
- COPD
- 肺気腫

対処
- 酸素濃度を上げる
- PEEPを付加
（人工呼吸器装着下）

Ⅱ 肺胞低換気

肺のふくらみが不十分!

換気量が少なく、酸素が足りていない状態。肺以外に原因があることが多い。

原因
- 意識障害
- 筋骨格、神経系の疾患
- 不十分な換気設定
（人工呼吸器装着下）

対処
- 意識障害の改善
- 人工呼吸器の装着
- 人工呼吸器の設定変更

☑「とりあえず酸素を増やす」では、不十分

SpO_2が低下したとき、酸素供給量を増やせば、数値は改善するかもしれません。でも、それでは体内で起きている変化を見落とし、かえって悪化させる危険があります。まずは呼吸数を測り、聴診で呼吸音を確かめましょう。そのほかのバイタルサインも確認してください。

低酸素血症のときに考えられる原因は、上の4つです。意識障害などが原因ならすぐ先輩に相談し、医師に見てもらいます。緊急性が高くないようなら、体位調整など、その場でできる対処を試すのも手。それでも改善しなければ、時間をあけずに相談します。

III V/Q ミスマッチ

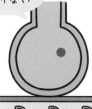
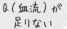
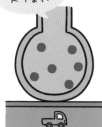

V（換気）が
足りない

Q（血流）が
足りない

血管を流れる血液は十分なのに換気量が足りなかったり、換気量は十分なのに血流が足りない状態。呼吸と循環両方をアセスメントして。

原因
- 換気の問題
（さまざまな呼吸器疾患）
- 血流の問題（肺塞栓症）
＊痰の貯留や無気肺も

対処
- 酸素濃度、PEEPの調整
（PEEPは人工呼吸器装着下）
- 体位調整

IV シャント

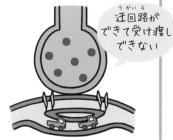

迂回路が
できて受け渡し
できない

狭義には、血管性病変の肺動静脈瘻など。広義には気道閉塞や無気肺によるシャントを含む。

原因
- 肺動静脈瘻
- 気道閉塞
- 無気肺
- 中隔欠損症

対処
- 酸素濃度、PEEPの増量
（PEEPは人工呼吸器装着下）
- 根本治療

▶ 知識で終わらせず、明日からの実践にいかそう

原因に応じた対処法で改善したら、適切な臨床推論だったとわかる。

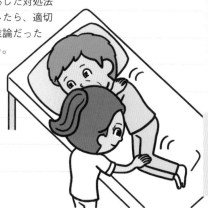

状況

体位変換で SpO₂ が
下がった

96 → 88

V/Q ミスマッチかも？

対処

もう一度体位を変えたら
上がった！

88 → 95

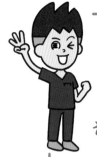

速さ、リズム、強さを見る。
頻脈、徐脈の原因も考えて

▶ 橈骨動脈にふれて、
「15秒間の回数×4」で測る

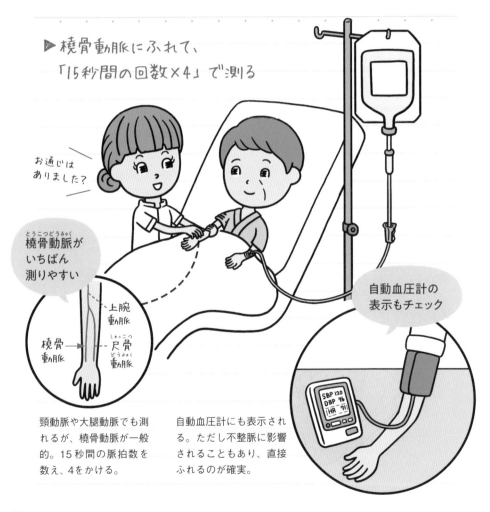

お通じは
ありました?

とうこつどうみゃく
橈骨動脈が
いちばん
測りやすい

上腕
動脈

橈骨
動脈

しゃっこつ
尺骨
どうみゃく
動脈

自動血圧計の
表示もチェック

SBP 120
DBP 96
HR 91

頸動脈や大腿動脈でも測
れるが、橈骨動脈が一般
的。15秒間の脈拍数を
数え、4をかける。

自動血圧計にも表示され
る。ただし不整脈に影響
されることもあり、直接
ふれるのが確実。

✔ 時計で測りながら、「トントントン」のリズムをつかむ

脈拍は、血圧とともに循環動態の大事な指標です。いまは自動血圧計にも表示されますが、手首にふれて測ることで、末梢冷感や色調変化の有無なども同時にアセスメントできます。また自動血圧計では、AF（心房細動）などの異常があるときに、極端に高くなったり低くなったりすることも。直接ふれて測る習慣をつけておきましょう。

脈拍数を知るには、15秒間の脈拍数を数えて4をかけるのが一般的です。時間を節約しつつ正確に測れます。トレーニングを積むと、ふれて数秒で数値の予測がつくように。自宅でストップウォッチを使って練習してみてください。指でトントントンとリズムをとりながら、「これが60」「これが100」と、正常値下限、上限だけでも覚えておくと便利です。

頻脈や徐脈の場合の原因は数多くあります。まずはほかのバイタルサインを確認し、緊急性を判断しましょう。痛みなどが原因と考えられれば、鎮痛薬の増量などで対処し、改善するかどうかを確かめます。

▶ 頻脈と徐脈の、おもな原因を覚えておこう

脈拍数の異常に気づいたら、その他の要因とあわせ、考えられる原因を推測。

頻脈 ＞100回/分	徐脈 ＜60回/分
·········· 原因 ··········	·········· 原因 ··········
痛み　感染症　肺塞栓症／深部静脈血栓症　脱水　せん妄　不穏　低酸素血症　低血糖　心不全　電解質異常	血管迷走神経反射　低体温　薬の効きすぎ　不整脈　電解質異常　内分泌異常　大動脈解離　低酸素　神経原性ショック
主疾患と、その他のバイタルサインから推測	**薬の効きすぎや、迷走神経反射が多い**
原因はさまざまだが、病棟で頻度が高いのは、痛み、不穏、脱水など。甲状腺機能の異常などもありえる。	あきらかな急変でなければ、多くは薬の効きすぎ。咳や排便後などに、迷走神経反射で徐脈になる高齢者も。

▶リズムは、整-不整だけでもわかれば Ok

正確な情報は心電図でとればいい。「不整だ！」と気づけることが大事。

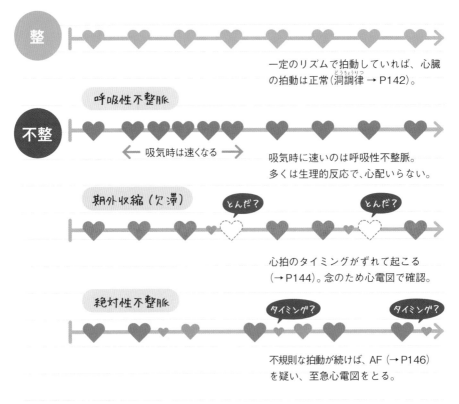

整

一定のリズムで拍動していれば、心臓の拍動は正常（洞調律 → P142）。

不整

呼吸性不整脈

← 吸気時は速くなる →

吸気時に速いのは呼吸性不整脈。
多くは生理的反応で、心配いらない。

期外収縮（欠滞）

とんだ？　　とんだ？

心拍のタイミングがずれて起こる
（→ P144）。念のため心電図で確認。

絶対性不整脈

タイミング？　　タイミング？

不規則な拍動が続けば、AF（→ P146）
を疑い、至急心電図をとる。

✓ リズム不整に気づいたら、心電図ですぐ調べる

　リズム不整も必ず見るべき要素です。これまでリズム異常がなかった人で不整を認めるときは、新規に不整脈を発症しているかもしれません。異常と感じたら、12誘導心電図をとって確認しましょう。

　リズム不整は上記のようなパターンに大別できます。呼吸性不整脈や期外収縮の場合は、緊急性は高くありません。ただしほかのバイタルサインに異常がある場合や、高頻度の期外収縮を認める場合、心疾患がある人などでは、心電図で確認したほうがいいでしょう。

▶総頸動脈などでも測れるが、ふれる血圧は違う

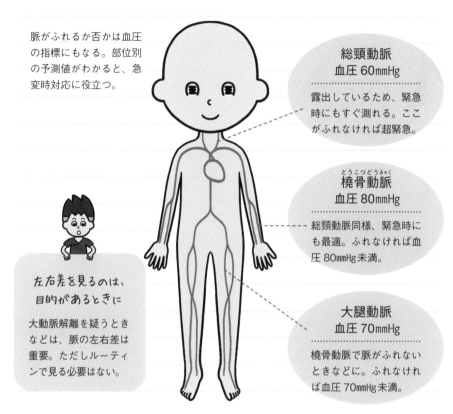

脈がふれるか否かは血圧の指標にもなる。部位別の予測値がわかると、急変時対応に役立つ。

**総頸動脈
血圧 60mmHg**

露出しているため、緊急時にもすぐ測れる。ここがふれなければ超緊急。

**橈骨動脈（とうこつどうみゃく）
血圧 80mmHg**

総頸動脈同様、緊急時にも最適。ふれなければ血圧 80mmHg未満。

**大腿動脈
血圧 70mmHg**

橈骨動脈で脈がふれないときなどに。ふれなければ血圧 70mmHg未満。

左右差を見るのは、目的があるときに

大動脈解離を疑うときなどは、脈の左右差は重要。ただしルーティンで見る必要はない。

✓脈がふれなければ心停止。すぐ心肺蘇生を！

　整・不整以前に脈がふれない場合は、いうまでもなく超緊急事態です。疑われるのは、心室がガタガタ震えているだけで、血液を送り出せていない「VF（心室細動）」、あるいはその他の心停止。肩をたたくなどして呼びかけ、反応がなければ、心停止時のアルゴリズムに沿って対処します（→P192）。

　そのほかに、動脈の高度狭窄、閉塞も原因となります。この場合は呼吸も意識もあり、VFなどとは違うとすぐわかります。別の部位で測り、それでもふれないときはすぐ医師を呼んで原因を調べます。

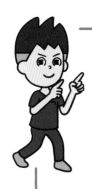

そもそも血圧って何？ そこから異常の原因を見る

▷全身に血液を送り、組織灌流を保つのが目的

血圧の中身

血圧は、心拍出量と末梢血管抵抗で決まる。つまり「循環血液量」「心収縮力」「末梢血管抵抗」が、血圧の中身。

血圧		心拍出量		末梢血管抵抗
下がりすぎると組織灌流量が低下。上がりすぎると高血圧緊急症になる。	**=**	ポンプである心臓が、全身にどれだけの量の血液を送り出せるかを表す。	**×**	末梢血管内での、血液の流れに対する抵抗の大きさ。血管収縮などで高まる。

SBP 120
DBP 76
HR 71

循環血液量
実際に全身を巡っている血液の総量。体重の13分の1がおよそのめやす。

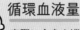

×

心収縮力
心筋が収縮し、血液を送り出す力の強さ。収縮力に加え、収縮速度も影響する。

この3つに仕分けを！

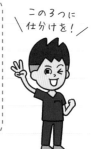

☑ 血圧が下がりすぎると、全身の臓器がダメになる

　あらゆる場面で重要視される血圧。それは血圧が、全身の組織に血液が届いているかの指標となるからです。これを「組織灌流量」といい、低下すると組織に十分な酸素が届かず、臓器障害を起こします。そのため血圧低下時は、緊急性の判断が大事。先輩への報告で求められるのも、まずこここです。「血圧が低下していますが、ショック徴候は見られません」など、状況判断のために必要十分でムダのない報告を心がけてください。

　なお血圧は、基準値だけでは評価できません。普段の血圧を把握しておき、そこからどれだけ変動しているかも見ます。

血圧の
役割

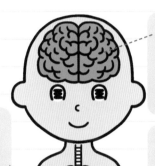

脳
血流全体の**14%**
自動調節能をもつが、血圧が60mmHgをきると調節しきれなくなり、危険。

肝臓
血流全体の**27%**
血液が減るとやがて肝細胞壊死などをきたす。肝性脳症の徴候も現れる。

心臓
血流全体の**3%**
心臓に栄養を与える冠動脈が多くの血液を使う。不足すると心筋が壊死する。

腎臓
血流全体の**22%**
小さいながらも、血液の必要量が非常に多い臓器。不足すると急性腎不全に。

皮膚
血流全体の**6%**
寒冷気候での割合。血液が十分にこないと蒼白になる。湿潤、冷汗も認める。

重要臓器は多くの酸素を使う。その維持には一定の血圧が必要。

（図中の数値：「ヒトの循環系と血液ポンプ」筒井達夫，ターボ機械 vol.22（1）：9-13，1994より引用）

骨格筋
血流全体の**15%**
非活動時の値。筋肉のけいれんも血流減少の徴候。やがて筋細胞が壊死し始める。

▶血圧変動時は、3つのポイントを押さえて報告

Point 1	緊急性の有無

血圧が急激に低下したときに認められる、危険なショック徴候。あれば大至急報告を。

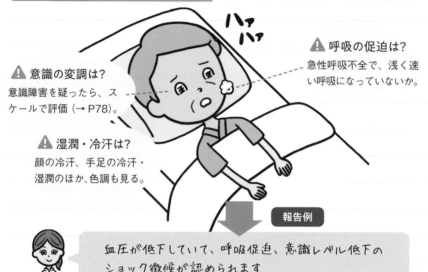

⚠ 意識の変調は?
意識障害を疑ったら、スケールで評価(→ P78)。

⚠ 呼吸の促迫は?
急性呼吸不全で、浅く速い呼吸になっていないか。

⚠ 湿潤・冷汗は?
顔の冷汗、手足の冷汗・湿潤のほか、色調も見る。

ハァ ハァ

報告例

血圧が低下していて、呼吸促迫、意識レベル低下の
ショック徴候が認められます

Point 2	変動要因

全身状態と原疾患の治療経過、投与薬などから、3要因のどれが変動しているか考える。

1 循環血液量
- ☑ 脱水を起こしていない?
- ☑ 出血していない?
- ☑ 低栄養になっていない?

2 心収縮力
- ☑ 心不全が増悪していない?
- ☑ 冠動脈疾患の発症・悪化はない?

3 末梢血管抵抗
- ☑ 発熱していない?
- ☑ 感染症を起こしていない?
- ☑ 炎症のサインは?

＋

\その他の要因/
薬剤、食後、起立性、痛み、不穏(ふおん)、精神的要因 など

報告例

発熱しているので、末梢が開いているのかもしれません

Point 3 　ほかのバイタルサイン

血圧単体では評価できない。原因同定には、ほかの要素との関連が重要。

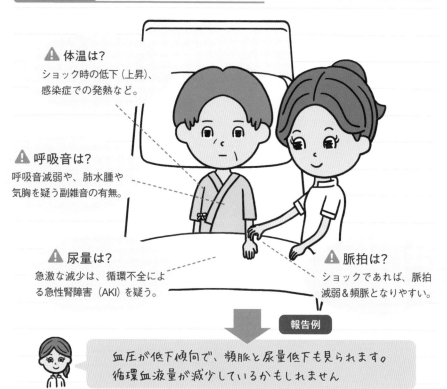

⚠ **体温は？**
ショック時の低下（上昇）、感染症での発熱など。

⚠ **呼吸音は？**
呼吸音減弱や、肺水腫や気胸を疑う副雑音の有無。

⚠ **尿量は？**
急激な減少は、循環不全による急性腎障害（AKI）を疑う。

⚠ **脈拍は？**
ショックであれば、脈拍減弱＆頻脈となりやすい。

報告例

血圧が低下傾向で、頻脈と尿量低下も見られます。循環血液量が減少しているかもしれません

✓「とりあえず昇圧薬」じゃダメ。原因を考えてみよう

　全身状態が急激に悪くなるのは血圧低下時ですが、血圧の急な上昇ももちろん危険です。高血圧緊急症といって、脳神経系、心血管系、腎臓の機能障害をきたすことがあります。代表的なのが脳卒中です。意識レベル低下や麻痺など、関連する症状がないかをよく見て対処します。

　血圧管理については、医師から包括指示が出ていることが多いのですが、原因を考えずに降圧薬を投与するのは危険。見かけの数値はよくなっても、別の病態を悪化させてしまいかねません。これは血圧低下時も同じで、「とりあえず昇圧薬」という対処は絶対にやめましょう。

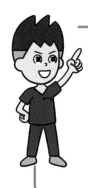

発熱時はむやみに冷やさず、原因を考える

▷ 約半数の施設で、クーリングがルーティンに！？

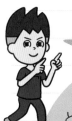

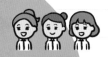

インスタでアンケート

発熱時にルーティンでクーリングを
実施する雰囲気や風土はありますか？

とりあえず
クーリング
48%
（615票）

考えてから
クーリング
52%
（678票）

インスタでとったアンケートでは、「とりあえずクーリング」の回答が約半数。

クーリング検討時に
気をつけていることは？

末梢は熱いか、
発汗はあるか、
シバリングはないか

シバリングや
発熱がないか、
本人が希望して
いるかどうか

感染か、
そうじゃないか

安楽目的から
ずれていないか

セットポイント！

クーリングに関する思い、
経験したことは？

お局ナースに、「発熱あったら
クーリング！」と、クーリング
ハラスメントを受けてます

いつ交換したか
わからない
クーリング

おかしいと思っているけど、お局ナースの
悪しき指導でやめられないという声も。

なぜ熱があるか、必要性はどうかを見て
実施している理想的な施設も半数以上。

✅ アセスメントなきクーリングは、もうやめよう

いまだ看護界にはびこる、クーリング至上主義。以前に比べれば、書籍などで正しい知識が広がってきたものの、「熱があるならクーリングして！」という非科学的な指導をする先輩は現在もいます。

なぜ根拠がないのか。熱が高いときには、「発熱」「高体温」の2つのパターンがあるからです。発熱は体温調節中枢の指令で起こる体温上昇。感染や侵襲などの異常時に見られる、生体の自然な反応です。体温を上げることで免疫機能を高めるというメリットがあります。もう1つの高体温は、体温調節中枢に関係なく、体温が上がる異常な状態。熱中症がその代表です。クーリングが治療上有益なのは高体温の場合だけなんです。

▶ちゃんと区別してる？ 発熱と高体温の違いをチェック

発熱

侵襲　感染

内因性発熱物質
（炎症にかかわる細胞などが産生）

外因性発熱物質
（細菌の毒素のように、体外から侵入）

体温調節中枢が刺激され、
セットポイント上昇
＝
生態を守る正常な反応
として、発熱

体温調節中枢が設定する「セットポイント」にするための反応。

高体温
（うつ熱）

熱中症

悪性
高体温症　悪性
症候群

体温維持のための
生理的機能の破綻
＝
セットポイントはそのままだが、
体温が上がってしまう

熱中症などの異常事態で、適切な体温が保てなくなっている。

▶発熱時は、いまどの段階にいるか考えてケアを

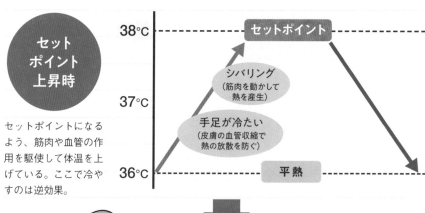

セットポイント上昇時

セットポイントになるよう、筋肉や血管の作用を駆使して体温を上げている。ここで冷やすのは逆効果。

38℃ ---- セットポイント ----

シバリング
（筋肉を動かして熱を産生）

37℃

手足が冷たい
（皮膚の血管収縮で熱の放散を防ぐ）

36℃ 平熱

保温に努めて体温を上げる

シバリングや末梢冷感が見られるとき、悪寒があるときは、毛布や電気毛布で体を温めるのが正解。

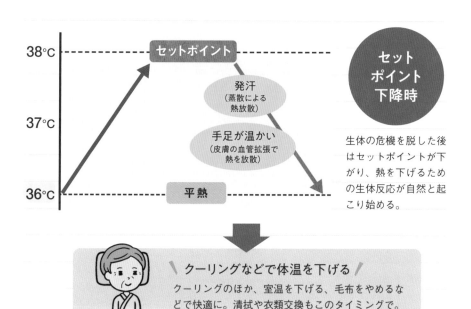

38℃ ---- セットポイント ----

発汗
（蒸散による熱放散）

37℃

手足が温かい
（皮膚の血管拡張で熱を放散）

36℃ 平熱

セットポイント下降時

生体の危機を脱した後はセットポイントが下がり、熱を下げるための生体反応が自然と起こり始める。

クーリングなどで体温を下げる

クーリングのほか、室温を下げる、毛布をやめるなどで快適に。清拭や衣類交換もこのタイミングで。

☑ 患者さんにとって快適かどうかも、よく考えて

最近では、「クーリングはダメ！」と一律に怒り出す理不尽ナースも登場。クーリングハラスメントの逆バージョンですね。でも、上昇したセットポイントはやがて下がります。その段階ではクーリングしてもいいんです。

大切なのは、患者さんが快適に感じるかどうか。熱が下がるタイミングで、熱くて苦しそうなら、氷枕を勧めてみましょう。気持ちよさそうなら、対処として正解です。ただし安楽目的であることは忘れずに。腋窩や鼠径部、背中にあてても、不快になるだけかも。汗をかいた体の清拭、着替えなども含め、安楽のためにできることを考えましょう。

なお、体温の異常でさらに怖いのが低体温です。頻度は低いものの、感染で侵襲があるのに体温が低い「コールドショック」という状態もあります。体力が低下しすぎて、感染症なのに熱が上がらないケースもあり、発熱をともなう感染症より危険。「発熱や高体温がないから大丈夫」と考えず、ほかのバイタルサインとあわせて判断することが重要です。

・・・・・・・・・・・・・・・・・・・・・・・・・・・・・

▶ 本当に怖いのは低体温!? より慎重に対処を

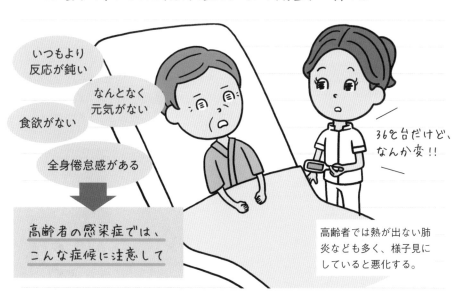

いつもより反応が鈍い

なんとなく元気がない

食欲がない

全身倦怠感がある

高齢者の感染症では、こんな症候に注意して

36℃台だけど、なんか変!!

高齢者では熱が出ない肺炎なども多く、様子見にしていると悪化する。

77

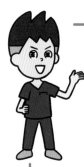

III バイタルサイン ➡ 意識

意識レベルはいくつ？
意味のある会話はできる？

✓ 意識レベルの評価では、ベストの結果を採用

反応に乏しいなどで意識障害を疑うときは、スケールで意識レベルを評価します。スケールは2種で、GCSとJCS。病棟ではGCSを使う頻度が少ないかもしれませんが、どちらも使えるようにしておきたいところ。よりくわしく評価をおこないたいときには、GCSが適しています。一方で、急変の前兆であるような意識変調は、JCSが適しているかもしれません。

GCSもJCSも、その人が示す最良の結果を記録するのが前提です。「病院の名前が言えなかったからV4」などのきびしすぎる評価はナシです。

▶ GCS（グラスゴー・コーマ・スケール）を使いこなす！

観察項目	反応	スコア
開眼（E）	自発的に開眼する	4
	呼びかけにて開眼する	3
	痛み刺激にて開眼する	2
	まったく開眼しない	1
最良言語反応（V） ＊挿管などで発声ができない場合は "t" と表記する	見当識あり	5
	混乱した会話	4
	混乱した言葉	3
	理解不能な音声	2
	まったくなし	1
最良運動反応（M）	命令に従う	6
	疼痛部へ	5
	逃避する	4
	異常屈曲	3
	異常伸展	2
	まったくなし	1

世界的スタンダードはGCS。「E4 V5 M6」などと評価・記録する。

知ってるけど
使ったこと
ないわ〜

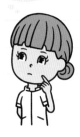

▶ GCSの評価は、ステップを踏めば間違えない

「これっぽい」ではなく、「〇〇ができるからこれは除外」と論理的に判断を。

開眼（E）

3段階で評価。「痛み」「対光」など、刺激の内容も記録する。

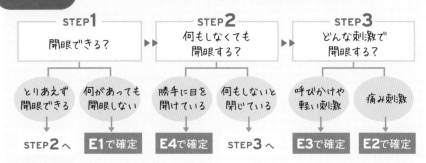

STEP1　開眼できる？
- とりあえず開眼できる → STEP2へ
- 何があっても開眼しない → E1で確定

STEP2　何もしなくても開眼する？
- 勝手に目を開けている → E4で確定
- 何もしないと閉じている → STEP3へ

STEP3　どんな刺激で開眼する？
- 呼びかけや軽い刺激 → E3で確定
- 痛み刺激 → E2で確定

発語（V）

見当識の評価は、「ここがどこかわかります？」「病院」程度で十分。

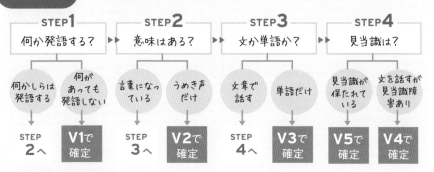

STEP1　何か発語する？
- 何かしらは発語する → STEP2へ
- 何があっても発語しない → V1で確定

STEP2　意味はある？
- 言葉になっている → STEP3へ
- うめき声だけ → V2で確定

STEP3　文か単語か？
- 文章で話す → STEP4へ
- 単語だけ → V3で確定

STEP4　見当識は？
- 見当識が保たれている → V5で確定
- 文を話すが見当識障害あり → V4で確定

運動機能（M）

「ルートを自己抜去しているのにM4」などの矛盾がないように。

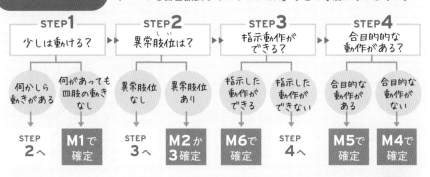

STEP1　少しは動ける？
- 何かしら動きがある → STEP2へ
- 何があっても四肢の動きなし → M1で確定

STEP2　異常肢位は？
- 異常肢位なし → STEP3へ
- 異常肢位あり → M2か3確定

STEP3　指示動作ができる？
- 指示した動作ができる → M6で確定
- 指示した動作ができない → STEP4へ

STEP4　合目的的な動作がある？
- 合目的な動作がある → M5で確定
- 合目的な動作がない → M4で確定

痛み刺激はマストじゃないよ

☑ JCSをつけるときは、GCSとの整合性を意識して

JCSは日本独自のスケール。GCSのように、微妙な違いを論理的に評価するというハードルがなく、誰でも評価しやすい構成です。まずは開眼を基準に評価。開眼がなければ、刺激で開眼するかを見ます。GCSとあわせて評価するときは、両者の整合性がとれているかも確認しましょう。

「お名前と生年月日を教えてください」の質問でも、3桁すべての確認ができます。「何回も聞かれてるかもしれないですけど、確認なのでごめんなさい」など、患者さんに不快感を与えないよう配慮して聞いてください。

▶ JCS(ジャパン・コーマ・スケール)も、ステップで評価する

意識清明		0
I 刺激しなくても 覚醒している状態	だいたい意識清明だが、いまひとつはっきりしない	1
	時・人・場所がわからない(見当識障害)	2
	自分の名前・生年月日が言えない	3
II 刺激すると 覚醒する状態	普通の呼びかけで容易に開眼する	10
	大きな声または体を揺さぶると開眼する	20
	痛み刺激でかろうじて開眼する	30
III 刺激しても 覚醒しない状態	痛み刺激で、払いのけるような動作をする	100
	痛み刺激で手足を動かしたり、顔をしかめる	200
	痛み刺激にまったく反応しない	300

3つの項目を3桁で評価する方式。「I-1」「II-20」「III-200」などと記載。

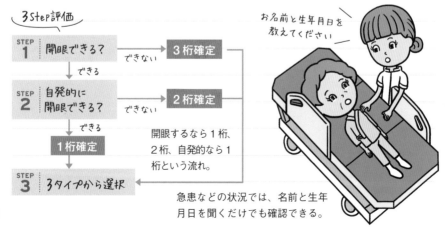

3Step評価

STEP 1 開眼できる？ → できない → 3桁確定

↓ できる

STEP 2 自発的に開眼できる？ → できない → 2桁確定

↓ できる

1桁確定

STEP 3 3タイプから選択

開眼するなら1桁、2桁、自発的なら1桁という流れ。

お名前と生年月日を教えてください

急患などの状況では、名前と生年月日を聞くだけでも確認できる。

▶ よくある意識障害「せん妄」も見逃さない!

せん妄とは

せん妄の診断基準 (DSM-5)

- ☑ 注意力の障害
- ☑ 認識力の障害
- ☑ 認知機能の急性の変化
- ☑ 障害が短時間のうちに発生し、日内変動する傾向がある

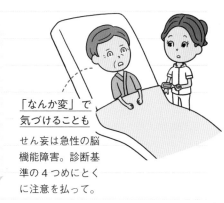

「なんか変」で
気づけることも

せん妄は急性の脳機能障害。診断基準の4つめにとくに注意を払って。

せん妄のタイプ

過活動型	混合型	低活動型
興奮　幻覚 妄想　不眠	過活動型 ＋ 低活動型	無表情　傾眠 無気力
真っ先に思い浮かぶタイプ。興奮、過活動が主体で、転倒や自己抜去などの危険がある。	低活動と過活動の混合。キャラがコロコロ変わる。日中は傾眠がちなのに、夜は暴れるなど。	活動性は低いが、意識障害、内的不穏は続いている。うつ病や睡眠障害と誤診されることも。

高 ←――――――― 活動性 ―――――――→ 低

☑「低活動型せん妄」へのアンテナを張っておく

　意識の評価をするとき、見逃してはいけないのが「せん妄」。とくに低活動型は見逃しやすいので注意してください。「起きてるけどなんか変」「昨日まで普通だったのに」などの感覚を大切にしてください。

　予防としても対処としても効果的なのが、離床です。睡眠薬なども調整しつつ、日中に寝かせきりにしないように。積極的にコミュニケーションをとり、会話のなかに季節感をとり入れるなどの工夫も効果的です。

PART
2
≫
アセスメント力があれば、こわくない！　バイタルサイン

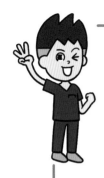

術後の変化を見るほか、心不全などの管理に

▶ **In** も **Out** も経路はさまざま。一律には語れない

全要素を見ないと正確なバランスはわからない。しかも経路も異なる。

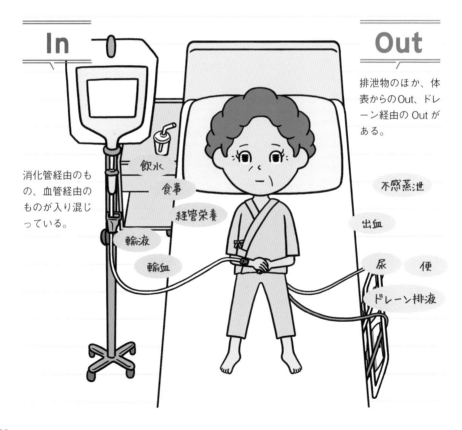

In

消化管経由のもの、血管経由のものが入り混じっている。

飲水
食事
経管栄養
輸液
輸血

Out

排泄物のほか、体表からの Out、ドレーン経由の Out がある。

不感蒸泄
出血
尿　便
ドレーン排液

☑ 数値を追うより、状態をイメージで把握して

In-Outバランスは学生時代にも、看護実習でも何度も教わったはず。でも、ICUのような全身管理下でなければ、正確な把握はそもそも困難。飲水量も排泄量も厳密に測るのは、現実的ではありません。

その意味でも、目的を考えてアセスメントする必要があります。必要なのは、心不全患者さんや術後患者さんなどです。心不全の場合は水分過剰（溢水）で悪化し、利尿薬などの治療で水分が減ります。術後はその反対で、脱水の補正のために輸液などをします。このように、適正量に対して、いまどちらに向かっているかをイメージすることに意味があります。

心不全の場合には、毎日の体重測定がその把握に役立ちます。

▶脱水と溢水、いまどっちに傾いている？

口腔粘膜や皮膚、痰、体温、浮腫の有無などもあわせて全体像を見る。

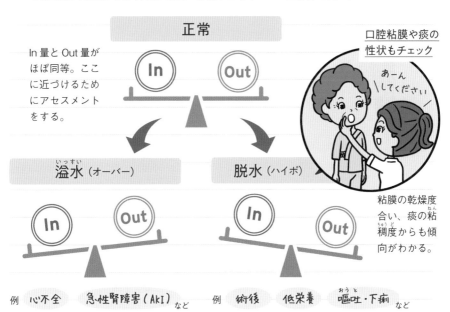

正常

In量とOut量がほぼ同等。ここに近づけるためにアセスメントをする。

口腔粘膜や痰の性状もチェック

あーん
してください

溢水（オーバー）

脱水（ハイポ）

粘膜の乾燥度合い、痰の粘稠度からも傾向がわかる。

例　心不全　急性腎障害（AKI）など
一般病棟で多いのは心不全。利尿薬での補正時に、反対に傾きすぎないように。

例　術後　低栄養　嘔吐・下痢など
脱水のときは、さらに脱水に向かっているか、正常に戻っているかを意識して見る。

☑「尿が出ているから大丈夫！」とも言えない

術後ケアなどでは、「尿が得られているかよく見て！」と先輩に言われますよね。この視点は必要で、1日の尿量が400mL以下だと乏尿、100mLだと無尿（ぼうにょう）です。共通言語として正確に使うようにしましょう。ショックなどで全身状態が不安定な人では、1時間あたりの尿量が0.5mL/kg（体重）をきったら危険と考えます。これが腎不全にならない最低ラインです。

一方で、尿量が循環不全の指標にならないケースもあります。それが下図の3つで、必要以上に尿が出て脱水に陥る可能性があります。

▶ 尿量の落とし穴 3つ。出すぎるのもじつは危険！

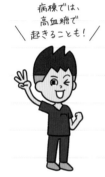

病棟では、高血糖で起きることも！

I 浸透圧利尿

原因
● 糖尿病の高血糖状態
● アルコールの摂取
● 急性腎障害（AKI）の利尿時 など

糖尿病患者さんの高血糖状態などでは尿細管の浸透圧が上昇。Na^+と水の再吸収が減り、多尿になりやすい。

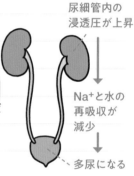

尿細管内の浸透圧が上昇
↓
Na^+と水の再吸収が減少
↓
多尿になる

II 寒冷利尿

原因
● 体温管理療法（低体温療法）
● 中枢神経系の異常
などによる低体温症

救急や脳外科でありえるケース。体温低下で腎機能不全、バソプレシン濃度低下が生じ、大量の希釈尿が出る。

III 尿崩症（にょうほうしょう）

中枢性尿崩症	腎性尿崩症
＝	＝
バソプレシンが欠乏	バソプレシンに反応しない
脳出血や脳梗塞、外傷による脳損傷などで起こりえる。	腎臓の異常で尿量を適切に調節できず、多飲・多尿に。

✔ 尿糖、尿比重も気にして見てみよう

尿量が過剰で脱水になると、失った水分を補うための大量輸液が必要となります。現場では、多尿時の輸液投与を「追いかける」なんて言うことも。でも、たくさん出したり追いかけたりでは、シーソーの傾きがなかなか正常に戻りません。原因に対する対応が不可欠です。

たとえば高血糖の場合、血糖コントロールを確実におこなう必要があります。「尿量は十分得られているけど、脈が速い」「血糖値も高い」など、浸透圧利尿を疑うときは、尿糖や尿比重を見てみましょう。朝の採血時に尿検査も出すほか、テステープという試験紙で、病棟内で尿糖を見る方法もあります。浸透圧の変化を直接見るには、尿比重屈折計が便利。基準値は1.010～1.030で、浸透圧利尿では高値、尿崩症では低値となります。

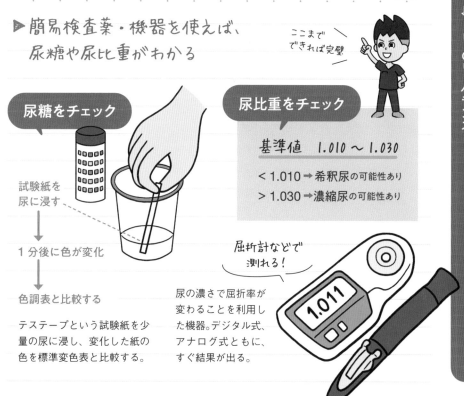

▶簡易検査薬・機器を使えば、尿糖や尿比重がわかる

ここまでできれば完璧

尿糖をチェック

試験紙を尿に浸す

↓

1分後に色が変化

↓

色調表と比較する

テステープという試験紙を少量の尿に浸し、変化した紙の色を標準変色表と比較する。

尿比重をチェック

基準値 1.010 ～ 1.030

< 1.010 ➡ 希釈尿の可能性あり
> 1.030 ➡ 濃縮尿の可能性あり

屈折計などで測れる！

1.011

尿の濃さで屈折率が変わることを利用した機器。デジタル式、アナログ式ともに、すぐ結果が出る。

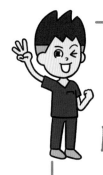

糖尿病患者ではとくに、周術期などの血糖管理を

✔ 侵襲で血糖値が変動。予後にも影響する

　血糖コントロールは、全身管理が必要な重症患者さんかそれ以外かで、方法が異なります。前者の場合は集中治療医学会などのガイドラインに沿って、持続インスリン療法を実施。目標値は140〜180mg/dL です。一般病棟の入院患者さんでは、米国糖尿病学会（ADA）の指針を参考に、絶食中なら140〜180mg/dL、食事摂取例では空腹時血糖100〜140mg/dL、随時血糖値140〜180mg/dL とするのが1つの基準です。

　いずれの場合も、目的は侵襲時の血糖変動を極力小さくし、感染リスクを減らすなどして予後をよくすること。長期的には、神経障害、腎障害などのリスクを減らすことも大きな目標です。

▶ 病棟での血糖コントロールには、2つの目的がある

創感染の予防

周術期の高血糖が感染症のリスクを高める

血糖値が高いまま手術を受けると創部で細菌が繁殖しやすく、感染を起こしやすい。入院期間が長引き、再手術になる可能性も。

3大合併症&CVDの予防

長期的に見て、神経障害や腎障害などのリスクを減らす

網膜症、神経障害、腎障害は糖尿病の3大合併症。動脈硬化から、心血管疾患（CVD）のリスクも高まり、死亡率が上がる。

▶周術期は薬を調節し、≦180mg/dLに保つ

術前

目標値
空腹時血糖 < **130**mg/dL
食後2時間血糖 < **180**mg/dL
HbA1c ［若年者］ < **6.0%**
　　　 ［高齢者など］ < **8.0%**

入院時に血糖値を確認。糖尿病患者さんでは、内服から強化インスリン療法に切り替える。

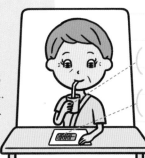

（手術2時間前まで経口補水液を飲用

（多くの内服薬は前日まで服用

術中

目標値 < **200**mg/dL
（＊施設や手術によって異なる）

侵襲による高血糖、異化亢進（代謝亢進）が起きやすい。病態に応じてインスリンで管理。

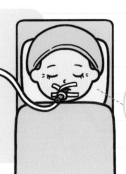

必要例のみ血糖をモニタリング

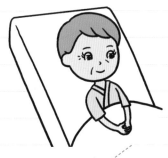

内服薬もインスリンも翌日には使用

術後

目標値 **140~180**mg/dL
（または **144~180**mg/dL）

経過が順調なら、超速効型インスリンで管理し、食事再開後は内服薬に戻すことが多い。

☑ 周術期でなくても、1日4回をめやすに測定

　基礎疾患として糖尿病をもつ人へのケアも重要です。血糖測定は、毎食前と就寝前の計4回実施します。内服薬で適切に管理できているなら、服用を継続します。自宅でインスリン注射を使っている人は、同じくインスリンで。以前は測定値に応じて、医師が投与量を決めておく「スライディングスケール」での管理が一般的でしたが、この方法では不十分とわかり、現在は「責任インスリン法」が主流です。測定時点での血糖値から、前回の投与量が適切だったかを判断する方法で、それに応じて量を調節します。

　その他の変動要因も頭に入れておきましょう。ブドウ糖入りの輸液、高カロリー輸液に変更になっていたり、ステロイドを投与した後では血糖値が上がります。この要因も加味して、数値の変動を見る必要があります。

▶日々の血糖コントロールを確実におこなう

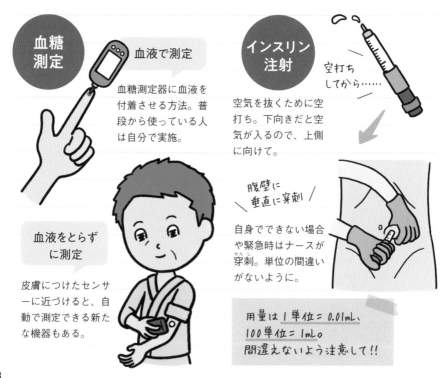

血糖測定

血液で測定
血糖測定器に血液を付着させる方法。普段から使っている人は自分で実施。

血液をとらずに測定
皮膚につけたセンサーに近づけると、自動で測定できる新たな機器もある。

インスリン注射

空打ちしてから……

空気を抜くために空打ち。下向きだと空気が入るので、上側に向けて。

腹壁に垂直に穿刺

自身でできない場合や緊急時はナースが穿刺。単位の間違いがないように。

用量は1単位＝0.01mL、100単位＝1mL。間違えないよう注意して!!

▶低血糖、高血糖への対処も覚えておこう

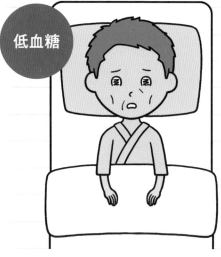

低血糖

一般的原因や症状は右のとおり。個別の関連要因がほかにないか考えつつ、意識などの評価を確実におこなって対処する。

原因

- インスリンの過剰投与
- インスリン投与量に対する炭水化物摂取量の不足
- 敗血症 ●胃切除後 など

症状

50〜70mg/dL

冷汗、動悸、空腹感

30〜50mg/dL

頭痛、倦怠感、生あくび

30mg/dL 未満

けいれん、傾眠、意識障害

対処

50% ブドウ糖 20mL を投与

高血糖

DKA（糖尿病ケトアシドーシス）	HHS（高浸透圧高血糖症候群）
病態：インスリンが足りない&使えない 発症：急速に発症 特徴：●1型糖尿病患者さんに多い 　　　●アシドーシス、ケトン体増加 インスリン不足による高血糖。症状悪化や治療中断などで急激に発症する。	病態：●高度の脱水が原因 　　　●インスリンは足りている 発症：緩徐に発症 特徴：●未診断の2型糖尿病患者さん 　　　●脱水の裏に原因がある 感染や低栄養などが背景にあり、高度な脱水にともなって血糖値が上昇。

輸液投与&インスリン持続注射。血糖&低K血症もチェック

糖尿病の治療を継続　　　　　血糖値の下がり幅に注意

初期治療は同じだが、HHS では背景要因の治療が必須。血糖降下にも注意。

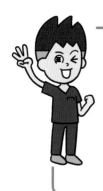

意思疎通できるなら、NRSなどのスケールで

✅ スケールを正しく使い、経時的に追っていく

　痛みの評価法には、主観的評価のためのスケールと、客観的評価のためのスケールがあります。痛みは主観的情報ですから、主観的評価が理想的。意思疎通ができるなら、右の3つのいずれかで評価します。

　ただ、絶対値と捉えて評価すると、対処を誤ります。痛みの感じかたは人それぞれ。同程度の痛みで「10段階中3」と答える人もいれば、「10段階中8（もうムリ！）」と答える人もいるんです。見るべきは点数そのものでなく、その推移。推移に応じて痛み止めの投与、量や種類の変更を考えてください。

　呼吸数や血圧などのバイタルサイン、筋肉の緊張度合いなども見て、多角的に捉えることも大切です。

✅ 患者さんにも、痛み止めの重要性を理解してもらう

　痛みへの我慢の度合いにも個人差があります。無理をしていないか、表情や動きをよく見たり、コミュニケーションのなかで探っていくことも大切です。我慢しているようなら、ていねいな説明を。痛み止めを使うと離床が進み、休息も図れること、その結果として回復・退院が早まるというメリットを伝えます。

　なかには、薬のことがよくわからないために、不安を感じる人もいます。「この薬は、普段皆さんが飲んでいるカロナールの注射版です」など、患者さん目線でわかりやすく伝えてください。

▶主観的評価のためのスケールは、3種類

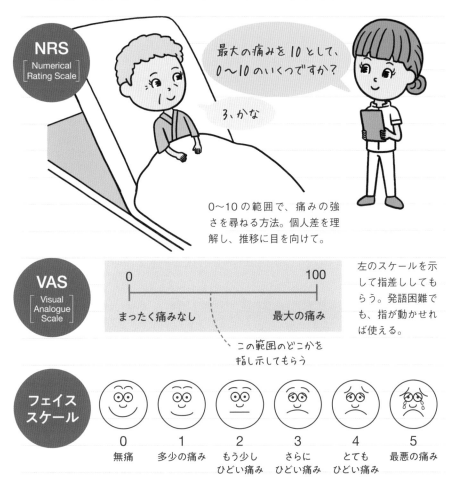

NRS
Numerical Rating Scale

最大の痛みを10として、0〜10のいくつですか？

3、かな

0〜10の範囲で、痛みの強さを尋ねる方法。個人差を理解し、推移に目を向けて。

VAS
Visual Analogue Scale

0	100
まったく痛みなし	最大の痛み

この範囲のどこかを指し示してもらう

左のスケールを示して指差ししてもらう。発語困難でも、指が動かせれば使える。

フェイススケール

0	1	2	3	4	5
無痛	多少の痛み	もう少しひどい痛み	さらにひどい痛み	とてもひどい痛み	最悪の痛み

子どもから高齢者まで幅広く使える。クマの絵などで、かわいくアレンジして使うのもアリ。

＋

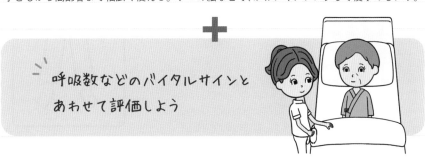

呼吸数などのバイタルサインとあわせて評価しよう

✔ 意思疎通できないときも、痛みのアセスメントは必要

　人工呼吸器を使用していたり、意識障害のある重症患者さんなどで、意思疎通が図れないときは、客観的評価スケールを使います。鎮静が効いていても、痛みを確実に評価し、痛み止めなどで対処してください。

　人工呼吸器装着下では、下のBPSを活用。表情や動きから痛みの強さを見ます。人工呼吸器との同調性からも苦痛の大きさを推測できます。

　客観的評価スケールはチームの共通言語ですから、評価にばらつきがないように。全員が正しく評価して、はじめて意味をもちます。

. . . .

▶人工呼吸器装着下では、BPSか CPOTを使う

BPS
[Behavioral Pain Scale]

3つの項目について、各1～4点で評価。計3～12点で、5点以上なら介入が必要かもと考えて。

表情の硬さの判断など
スタッフで統一を

項目	説明	スコア
表情	おだやかな	1
	一部硬い （たとえば、 眉が下がっている）	2
	まったく硬い （たとえば、 まぶたを閉じている）	3
	しかめ面	4
上肢の動き	まったく動かない	1
	一部曲げている	2
	指を曲げて完全に屈曲	3
	ずっと引っ込めている	4
人工呼吸器 との同調性	同調している	1
	ときに咳嗽、 大部分は呼吸器に 同調している	2
	呼吸器とファイティング	3
	呼吸器との調節がきかない	4

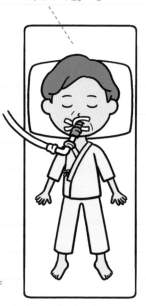

計3～12点。5点以上で介入を検討

CPOT
[Critical-Care Pain
Observation Tool]

4項目を各0～2点で評価。計2点以上で介入を検討。
人工呼吸器の有無にかかわらず使える。

指標	状態	説明	点
表情	筋の緊張がまったくない	リラックスした状態	0
	しかめ面、眉が下がる、眼球の固定、まぶたや口角の筋肉が萎縮する	緊張状態	1
	上記の顔の動き、目をぎゅっとするのに加え、固く閉じる	顔をゆがめている状態	2
身体運動	まったく動かない（必ずしも無痛を意味していない	動きの欠如	0
	緩慢かつ慎重な運動、疼痛部位をさわったりさすったりする動作、体動時注意を払う	保護	1
	チューブを引っ張る、起き上がろうとする、手足を動かす、ばたつく、指示に従わない、医療スタッフをたたく、ベッドから出ようとする	落ち着かない状態	2
筋緊張 （上肢の他動的屈曲と伸展による評価）	他動運動に対する抵抗がない	リラックスした	0
	他動運動に対する抵抗がある	緊張状態、硬直状態	1
	他動運動に対する強い抵抗があり、最後までおこなうことができない	極度の緊張状態あるいは硬直状態	2
人工呼吸器の順応性 （挿管患者） または 発声	アラームの作動がなく、人工呼吸器と同調した状態	人工呼吸器または運動に許容している	0
	アラームが自然に止まる	咳き込むが許容している	1
	非同調性：人工呼吸の妨げ、頻回にアラームが作動する	人工呼吸器に抵抗している	2
	普通の調子で話すか、無音	普通の調子で話すか、無音	0
	ため息、うめき声	ため息、うめき声	1
	泣き叫ぶ、すすり泣く	泣き叫ぶ、すすり泣く	2

計0～8点。2点以上で介入を検討

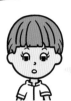

Q3

毎日失敗ばっかり。
いつになったら先輩みたいになれるの?

大丈夫。先輩の新人時代も、
だいぶやらかしてます!!

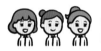 インスタでアンケート

「仮眠から起きたら
夜勤終わってた」

》 眠りすぎー!
何時間寝たんや。笑

「けいれんを起こして
る患者を発見。
廊下に出て『看護師
さーん』と叫んだら、
駆けつけた先輩に『あ
んたも看護師さん』と
怒られながら、一緒
に対応した」

》 その場面想像したら
面白すぎる。笑

「マップ(赤血球輸血)
持ってきてと言われて、
『地図持ってないです』
って答えちゃった」

》 専門用語知らない
のは仕方ない。笑

「CPRのときに『平ら
で硬いものを持ってき
て』と言われて、食事
のお盆持っていきまし
た」

》 平らで硬いけども!
必死だったんですね。笑

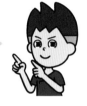

「急いでいて
汚物処理室のドアに
突っ込んで、
ドアを壊した」

》 急ぎすぎー。そして
勢いすぎいな。笑
新人時代はいろんな
ものを壊しがち

「30代男性患者の
付き添いの女性を
『お母さま』と言ったら、
『嫁です』と言われた」

》 これはシンプルに
失礼なやつ!
気をつけようね。笑

　先輩たちの経験談、結構強烈じゃないですか?「全開投与して」と医師に
言われ、「全力で投与します!」と答えちゃったなんて先輩も。みんな最初は
こんなものです。毎日コツコツ学び続ければ、必ず先輩のようになれますよ。

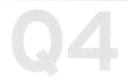

Q4

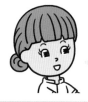

ミスしたとき、どうやって気持ちを
立て直せばいいの？

ミスして落ち込むのも皆あること。
これも先輩たちに聞いてみよう

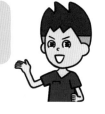

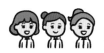

インスタでアンケート

「反省すべき点、
改善すべき点を明確に」

≫ ミスは誰でも起こすもの。
それを次にどういかすかが、
いちばん大切

「自分だけの
責任だと思い込まない」

≫ 看護はチームでおこなっている。
すべてを1人の責任だと思いすぎ
ないことも大事。インシデントレ
ポートは反省文じゃないよ

「信頼できる
先輩や同期と共有」

≫ 1人で悩みを抱えないことが
大事。共有することで新た
な発見があるかも

「しっかり寝る、食べる、遊ぶ」

≫ ストレスの多い仕事だからこそ、
切り替えが大事。リフレッシュ
しないと続かない

　ミスをして気が動転するのは、誰にでもあること。でもそれを長く引きずっ
てしまうと、その後のケア、翌日以降のケアにも影響しかねません。アンケー
ト1つめの回答のように、反省すべき点、改善すべき点を明確にし、どうすれ
ば次にいきるかを考えましょう。1年目のうちは先輩がリフレクションしてく
れますが、自分でリフレクションする習慣をつけることも大切です。それがで
きたら、夜は同期と飲みに行くなどして、リフレッシュできるといいですね。

ナスモン図鑑 ②

この顔に注意！
インシデント な先輩ナスモンたち

ナスモンたちは、今日も世界中の人のために汗を流しています。
でもなかには、新人に意地悪だったり、ダメ出しばかりする残念な先輩ナスモンも……。
「いるわ！　うちの職場にも！」と笑って、少しでもストレス発散に役立ててもらえたら嬉しいです。

イジワール　LV.5

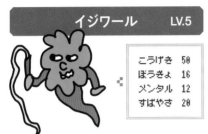

こうげき	58
ぼうぎょ	16
メンタル	12
すばやさ	28

いじわるナスモン もちもの：グリンガムのムチ

しどうとみせかけて　いじわるをする
くちぐせは「わたしはべつに　いいんだけどね」
かこの　つらいたいけんが　げんいんらしい

ためいき	PP 12/38
こたえイワナイ	PP 8/15
おうふくビンタ	PP 13/28

ムシムーシ　LV.25

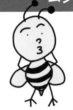

こうげき	29
ぼうぎょ	48
メンタル	64
すばやさ	23

あいさつむしナスモン もちもの：ヘッドホン

あいさつしても　はんのうが　えられないナスモン
じぶんから　あいさつすることはない
むしするくせに　あいさつが　ないことは　すぐきづく

むし	PP 18/38
めをそらす	PP 5/15
むしのいき	PP 4/28

アラサガーシ　LV.35

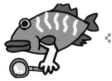

こうげき	48
ぼうぎょ	23
メンタル	39
すばやさ	23

あらさがしナスモン もちもの：むしめがねとモノサシ

ほかのナスモンの　あらさがしをする　ナスモン
たちばがよわいものに　とくにきびしい
しどうなのか　いじわるなのか　よくわからない

ごじだつじ	PP 8/38
ネチネチ	PP 12/15
ぐちぐち	PP 18/38
みずでっぽう	PP 16/25

オツボーネ　LV.67

最強！

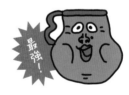

こうげき	145
ぼうぎょ	89
メンタル	136
すばやさ	35

おつぼねナスモン もちもの：たかめのけしょうすい

いわずとしれた　さいきょうクラスのナスモン
プライドと　いあつかんに　まみれた　やっかいもの
おどろくことに　きをつかわせている　じかくはない

おおきなこえ	PP 4/25
けんしゅういごろし	PP 6/15
じょうしにためぐち	PP 9/28
はかいこうせん	PP 3/5

デキるナースだけが知る
処置＆ケアのコツ
——「先輩呼んで」はもういわせない

ルート確保、輸液ポンプ、CVカテーテルの手技や扱いかた。
知らないと困る知識はたくさんあります。
目の前の患者さんや器具にふれて覚えるのが基本ですが、
ここでは知っているだけで、「この子デキる」と思われるコツを伝授！
生活のケアでは、退院後を見据えたかかわりが何より大事です。

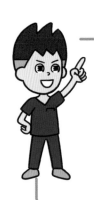

「見える血管」より、「ふれる血管」を選ぶ

▶ひじの正中皮静脈から採血する

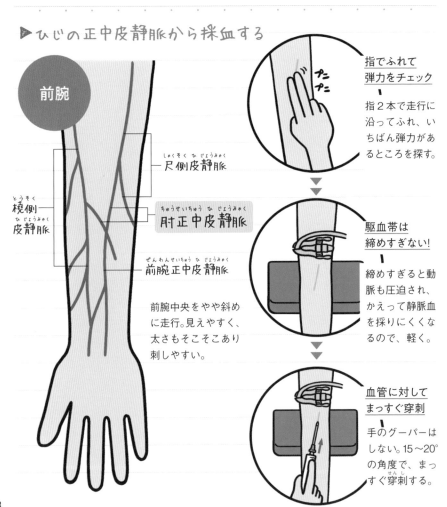

前腕

尺側皮静脈（しゃくそく ひじょうみゃく）

橈側（とうそく）皮静脈（ひじょうみゃく）

肘正中皮静脈（ちゅうせいちゅう ひ じょうみゃく）

前腕正中皮静脈（ぜんわんせいちゅう ひ じょうみゃく）

前腕中央をやや斜めに走行。見えやすく、太さもそこそこあり刺しやすい。

指でふれて弾力をチェック

指2本で走行に沿ってふれ、いちばん弾力があるところを探す。

駆血帯は締めすぎない!

締めすぎると動脈も圧迫され、かえって静脈血を採りにくくなるので、軽く。

血管に対してまっすぐ穿刺

手のグーパーはしない。15〜20°の角度で、まっすぐ穿刺（せんし）する。

✔ 採りにくそうなときは、患者さんに聞くのもアリ

採血の成否は、場所選びで9割決まります。指でちょんちょんとふれて走行を確認し、弾力がある部分を狙いましょう。血管走行には個人差があります。「正中」といっても、その左右の橈側（とうそく）、尺側（しゃくそく）でふれる人もいるので、必ず確認を。採りにくそうな血管のときは、「普段どこで採血してますか」と尋ね、「腕がダメだから手の甲」などと教えてもらうのもアリです。

採血上達には、成功体験を積むしかありません。上手な先輩の手技を見て学びつつ、健康診断で先輩の採血をするなどして感覚をつかみましょう。

▶ 真空管とシリンジ、順番の違いに注意

真空管（スピッツ）採血とシリンジ採血で、扱う順番が違うことに注意。

赤・茶
＝
生化学
（血清）

栄養、肝・腎機能、電解質など。ピンクや青、黄も。

黒
＝
凝固

PTなどの血液凝固作用を血漿で見る。水色もある。

オレンジ
＝
赤沈

全血を使って、赤沈（赤血球沈降速度）を調べる。

緑・黄緑
＝
**ヘパリン
ナトリウム**

血漿に含まれるアンモニア、ケトン体などを見る。

紫
＝
血算

赤血球・白血球、血小板数、ヘモグロビン濃度を見る。

グレー
＝
血糖

血糖値とHbA1cを全血で測定。解糖阻止液入り。

その他

FDPなどを見る「紺」、添加剤なしの「白」もある。

真空管での順番

■ 生化学（血清）
■ 凝固
■ 赤沈
■ ヘパリンナトリウム
■ 血算
■ 血糖
→ □ その他

生化学検査用のように、凝固しても問題ないスピッツから順にとる。

シリンジ分注の順番

■ 凝固
■ 赤沈
■ ヘパリンナトリウム
■ 血算
■ 血糖
■ 生化学（血清）
→ □ その他

抗凝固剤入りスピッツから順に分注し、抗凝固剤とすぐ混和させる。

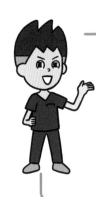

ベストは前腕。末梢側からトライする

▶ 前腕をまず見て、ふれる血管を選ぶ

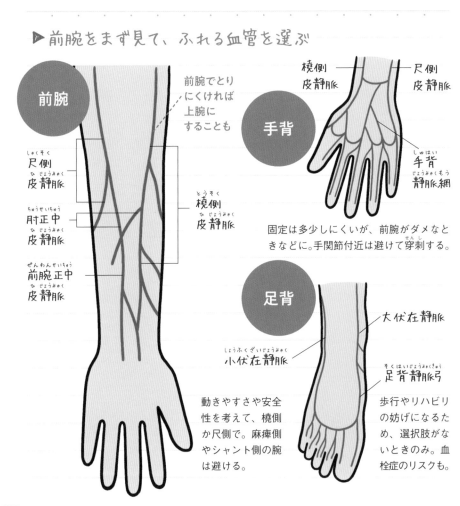

前腕

前腕でとりにくければ上腕にすることも

尺側（しゃくそく）皮静脈（ひひょうみゃく）

肘正中（ちゅうせいちゅう）皮静脈（ひひょうみゃく）

前腕正中（ぜんわんせいちゅう）皮静脈（ひひょうみゃく）

橈側（とうそく）皮静脈（ひひょうみゃく）

動きやすさや安全性を考えて、橈側か尺側で。麻痺側やシャント側の腕は避ける。

手背

橈側（とうそく）皮静脈（ひひょうみゃく）

尺側（しゃくそく）皮静脈（ひひょうみゃく）

手背（しゅはい）静脈網（じょうみゃくもう）

固定は多少しにくいが、前腕がダメなときなどに。手関節付近は避けて穿刺（せんし）する。

足背

大伏在静脈（だいふくざいじょうみゃく）

小伏在静脈（しょうふくざいじょうみゃく）

足背静脈弓（そくはいじょうみゃくきゅう）

歩行やリハビリの妨げになるため、選択肢がないときのみ。血栓症のリスクも。

✓ 針の先端位置をイメージしながら穿刺する

　点滴のためのルート確保でも、「ふれる血管」がポイント。見えるけれどふれない血管は、細く脆弱で、薬液がもれる可能性があります。前腕の橈側（そくがわ）または尺側（しゃくそく）で、弾力がある部分に穿刺します。末梢側からトライしていくと、針がうまく入らなかったときにも、中枢側で再トライできます。

　穿刺時は、穿刺部の手前の皮膚を軽く引っ張り、皮膚を伸展させます。これにより血管の動きが最小限になり、針を入れやすくなります。ただし強く引っ張りすぎると血管内腔（ないくう）がせまくなるので、注意してください。

▶外筒だけをゆっくり進める。内針はそのままで！

1 穿刺して、逆血を確認

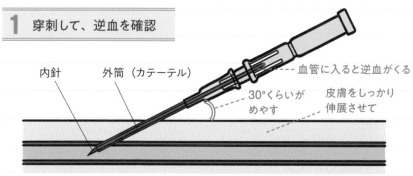

内針　　外筒（カテーテル）

血管に入ると逆血がくる

30°くらいがめやす

皮膚をしっかり伸展させて

30°前後の角度でサーフローの針を穿刺。逆血がきた時点では、内針だけが入っている。

2 針を寝かせ、外筒を進める

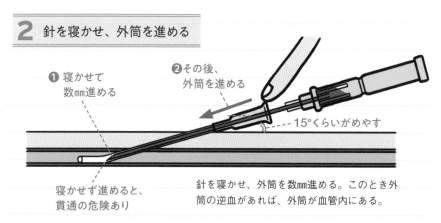

❶寝かせて数mm進める

❷その後、外筒を進める

15°くらいがめやす

寝かせず進めると、貫通の危険あり

針を寝かせ、外筒を数mm進める。このとき外筒の逆血があれば、外筒が血管内にある。

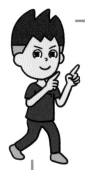

神経損傷や薬効低下を防ぐため、最新の方法で

▶筋肉注射は、中殿筋か上腕三角筋で

中殿筋

クラークの点

上後
腸骨棘
（じょうこう／ちょうこつきょく）

上前
腸骨棘
（じょうぜん／ちょうこつきょく）

大転子
（だいてんし）

ココ

上前腸骨棘と上後腸骨棘を結ぶ線の前方⅓の位置が、筋注に適している。

ホッホシュテッターの部位

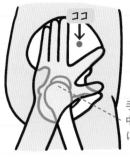

ココ

手のひらの中央を大転子にあてる

手のひら中央を大転子に重ね、示指と中指を広げたときの中央の位置も適する。

上腕三角筋

肩峰から指3本下は、神経損傷の危険がある。わきの下どうしを結ぶ線の高さに穿刺する。

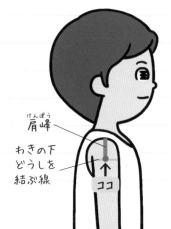

肩峰
（けんぽう）

わきの下どうしを結ぶ線

ココ

\ もんではいけない薬剤も！ /

| 持続性注射剤 | 懸濁注射剤（けんだく） |

● アタラックス®-P 注射液
● サンドスタチン®LAR® 筋注用
● リスパダールコンスタ® 筋注用
● エビリファイ® 持続性水懸筋注用
● ケナコルト-A® 筋注用関節腔内用水懸注（すいけん）
● ゼプリオン®水懸筋注　など

☑ **古い慣習どおりでなく、根拠をつねに意識して**

　病棟での頻度は高くありませんが、筋肉注射・皮下注射・皮内注射の方法も理解しておきましょう。筋注は中殿筋か上腕三角筋に穿刺します。三角筋は腋窩神経の損傷リスクを減らすため、わきの下の高さにあわせます。

　ワクチンを除き、通常は注射後にマッサージして薬液を広げます。ただし例外もあり、徐々に吸収されることを前提とした薬、漏出で局所障害を起こす薬のときは、もんではダメ。注射前に添付文書を確認してください。古い慣習をうのみにせず、最新の知見をもとに実施することが大切です。

▶ 皮下注は「上腕」「腹壁」「大腿」、
　皮内注射は前腕内側で

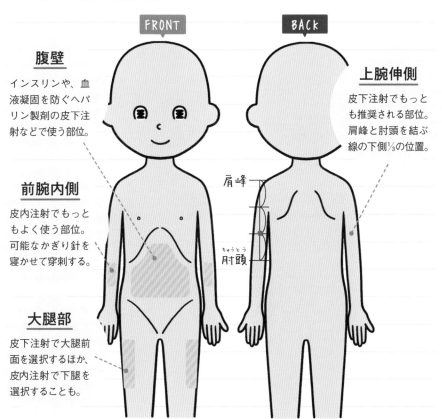

FRONT　　**BACK**

腹壁
インスリンや、血液凝固を防ぐヘパリン製剤の皮下注射などで使う部位。

前腕内側
皮内注射でもっともよく使う部位。可能なかぎり針を寝かせて穿刺する。

大腿部
皮下注射で大腿前面を選択するほか、皮内注射で下腿を選択することも。

上腕伸側
皮下注射でもっとも推奨される部位。肩峰と肘頭を結ぶ線の下側⅓の位置。

肩峰

肘頭

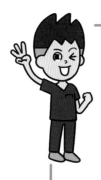

投与後の分布で、ざっくり3種に分けられる

▶どこにどれだけ届くかで、呼び名が違う

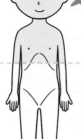

人の体の60%は水分

人体の構成成分の約60%が水分で、残りは蛋白質で構成される組織など。

60%の内訳は？

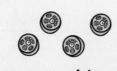

	間質 15%	血管 5%
← 細胞内 40% →	← 細胞外 20% →	

60%の水分の内訳を見ると、約40%が細胞内に、約20%が細胞外（間質、血管）に分布。

コップで換算

コップ換算で見てみると、細胞外：間質：血管で、コップ8：3：1個に。

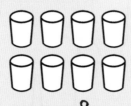

細胞内 **8**個

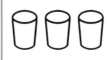

間質 **3**個

血管 **1**個

☑「血圧を上げたいなら生食」の理由が見えてくる！

　輸液って種類が多いですよね。覚えるのが大変だし、「体に入れば全部一緒じゃないの！」と言いたくもなります。でも、体のどこに入るかが大事なんです。投与後の分布で見ると、輸液は3種類に分けられます。血管内に多く分布するのが「細胞外液」、細胞内により多く届くのが「自由水」です。両者のバランスがいいのは「開始・維持液」。そのため血圧を上げたいときは細胞外液を使い、細胞内脱水や高Na血症のときは自由水を使用します。病態不明のときには、開始・維持液が適しています。

3タイプの輸液

輸液のタイプ別にコップの個数を見て、どこに多く分布するかのイメージをつかんで。分布量（mL）は、500mLを点滴した場合の量。

細胞外液
＝
| 生理食塩水 | リンゲル液 |

細胞内 🥤🥤🥤🥤🥤🥤🥤🥤
間質 🥤🥤🥤 125mL×3＝**375mL**
血管 🥤 125mL×1＝**125mL**

血管内に多く残るため、血管内脱水のとき、血圧を上げたいときに

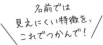
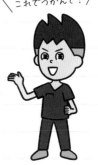
名前では見えにくい特徴を、これでつかんで！

自由水
＝
| 5%ブドウ糖液 |

細胞内 🥤🥤🥤🥤🥤🥤🥤🥤 42mL×8＝**336mL**
間質 🥤🥤🥤 42mL×3＝**126mL**
血管 🥤 42mL×1＝**42mL**

細胞内部に多く分布するため、細胞内脱水や高Na血症に

開始・維持液
＝
| 1号液 | 3号液 |

5%ブドウ糖液と生理食塩水 50：50のブレンド
細胞内 🥤🥤🥤🥤🥤🥤🥤🥤 21mL×8＝**168mL**
間質 🥤🥤🥤 (62+21)×3＝**249mL**
血管 🥤 (62+21)×1＝**83mL**

バランスよく分布するため、病態不明のとき、細胞・血管内両方を補いたいときに

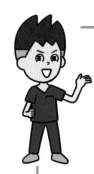

高 K 血症はない？
カリウムの量も考えて投与

▶ バナナ換算で、輸液のカリウム量をチェック

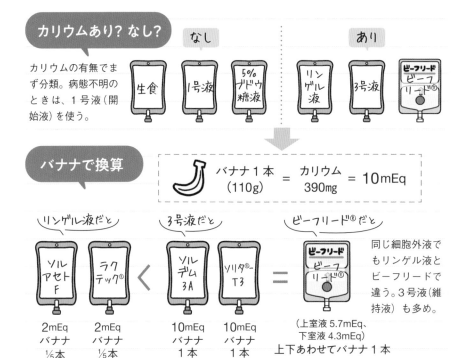

カリウムあり？ なし？

カリウムの有無でまず分類。病態不明のときは、1号液（開始液）を使う。

なし

生食　1号液　5％ブドウ糖液

あり

リンゲル液　3号液　ビーフリード®

バナナで換算

バナナ1本（110g）= カリウム 390mg = 10mEq

リンゲル液だと

ソルアセトF　ラクテック®

2mEq バナナ ⅕本　2mEq バナナ ⅕本

3号液だと

ソルデム3A　ソリタ®-T3

10mEq バナナ 1本　10mEq バナナ 1本

ビーフリード®だと

ビーフリード®

（上室液 5.7mEq、下室液 4.3mEq）
上下あわせてバナナ1本

同じ細胞外液でもリンゲル液とビーフリードで違う。3号液（維持液）も多め。

カリウムフリーがいいなら、
「生食」「1号液」「5％ブドウ糖液」を選択

☑ 血中のカリウム量、血糖コントロール状況を考えて使う

輸液の仕分けについて、今度は成分量で見てみましょう。とくに注意すべきはカリウムと糖質です。高K血症のときにカリウム入りの輸液を投与すれば、危険な不整脈をきたしかねません。同様に、血糖コントロール不良な人や、重症病態で厳格な血糖管理が必要な状況で糖質入りの輸液を使うと、「やばい、血糖値上がった！」と慌てることに。

ここではカリウムをバナナ換算、糖質をイチゴ換算で見ています。「めっちゃ甘そう」程度でもいいので、量の多寡をざっくりつかんでください。

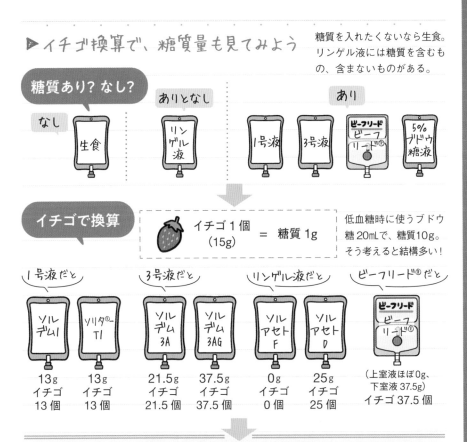

▶イチゴ換算で、糖質量も見てみよう

糖質を入れたくないなら生食。リンゲル液には糖質を含むもの、含まないものがある。

糖質あり？なし？

なし：生食
ありとなし：リンゲル液
あり：1号液　3号液　ビーフリード®　5%ブドウ糖液

イチゴで換算

イチゴ1個（15g）＝糖質1g

低血糖時に使うブドウ糖20mLで、糖質10g。そう考えると結構多い！

1号液だと
- ソルデム1：13g イチゴ13個
- ソリタ®-T1：13g イチゴ13個

3号液だと
- ソルデム3A：21.5g イチゴ21.5個
- ソルデム3AG：37.5g イチゴ37.5個

リンゲル液だと
- ソルアセトF：0g イチゴ0個
- ソルアセトD：25g イチゴ25個

ビーフリード®だと
- ビーフリード®：（上室液ほぼ0g、下室液37.5g）イチゴ37.5個

血糖に応じて選択。ゼロにしたいなら「生食」「ソルアセトF」。多いほうがいいなら「ソルデム3AG」「ビーフリード®」など

PART 3 デキるナースだけが知る 処置&ケアのコツ ➡ 輸液

107

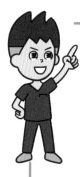

Ⅲ 輸液&シリンジポンプ ➡ 輸液ポンプ

輸液ポンプの扱いかた、アラーム対応を覚えておく

▶最近の機器は、アンチフリーフロー機能がついている

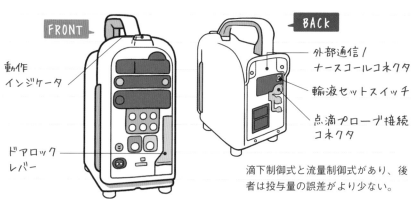

FRONT

動作インジケータ

ドアロックレバー

BACK

外部通信/ナースコールコネクタ

輸液セットスイッチ

点滴プローブ接続コネクタ

滴下制御式と流量制御式があり、後者は投与量の誤差がより少ない。

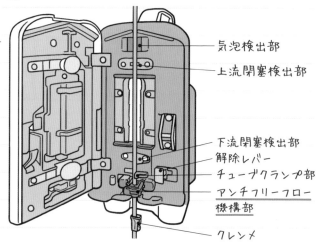

INSIDE

心配なのは、クレンメの閉じ忘れによる大量投与（フリーフロー）だが、それを防ぐしくみがある。

気泡検出部

上流閉塞検出部

下流閉塞検出部

解除レバー

チューブクランプ部

アンチフリーフロー機構部

クレンメ

▶操作は簡単だが、クレンメの閉じ忘れなどに注意

セットのしかた

1 輸液セット接続

輸液セットを準備。クレンメを閉じた状態で患者さんのラインに接続。機器の電源を入れる。

▶▶

2 ポンプにセット

クレンメが下にくるようにして、ポンプ内部の中央に、輸液ラインをまっすぐにセットする。

▶▶

3 輸液量を設定

ドアを閉めてクレンメを開ける。操作パネルで輸液量をセット。輸液を開始し、滴下を確認。

ここに注意!

⚠ フリーフロー

アンチフリーフロー機能がついていないタイプでは、輸液セットを外すときにクレンメを閉じ忘れていないか、必ず確認。

⚠ 閉塞アラーム

輸液ポンプよりも下のラインのどこかに閉塞があると、アラームが鳴る。ラインを指でたどって閉塞を確認し、解除する。

⚠ 気泡混入

気泡混入アラーム作動時は、クレンメを閉じてドアを開け、気泡を確認。ラインを指ではじき、気泡を滴下筒に追いやる。

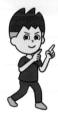

― 輸液の滴下数は、10秒あたりで計算! ―

投与速度	輸液セット	時間	10秒あたりの滴下数

$$\boxed{}\ \text{mL/h} \times 20 \div 360 = \boxed{}\ \text{滴}$$

（微量用は60）

☑ 輸液セットは輸液ポンプで、微量薬剤はシリンジポンプで

　点滴静注の際、通常はクレンメで滴下量を調節します。上記の計算法を覚えておけば、10秒あたりの滴下数がわかります。10秒測って調節しましょう。一方で、循環作動薬や抗がん剤など、おおよそでは困る薬剤も。そこで役立つのが、輸液ポンプとシリンジポンプです。用量が多ければ輸液ポンプ、微量薬剤のときはシリンジポンプを使います。輸液ポンプの操作法はシンプルですが、基本のアラーム対応などは覚えておきましょう。

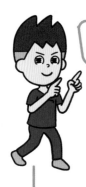

シリンジポンプを使って、微量薬剤の流量を管理

▶構造はシンプル。ただし操作、確認は確実に

使いかたを覚えるのはむずかしくないが、操作時に確認もれがないよう注意して。

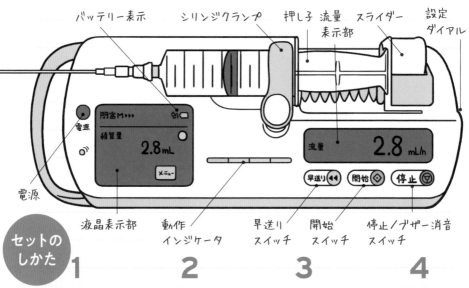

バッテリー表示　シリンジクランプ　押し子　流量表示部　スライダー　設定ダイアル

電源

電源

液晶表示部

動作インジケータ

早送りスイッチ

開始スイッチ

停止／ブザー消音スイッチ

閉塞M▶▶▶

積算量 2.8mL

メニュー

早送り◀◀　開始◇　停止▽

流量 2.8 mL/h

セットのしかた

1

機器チェック

指定メーカーと違うと、シリンジサイズの誤認で流量が変わることもあるので注意。電源を入れて動作確認。

▶▶

2

シリンジをセット

スライダーを右に動かし、シリンジクランプを持ち上げて左に回す。位置にあわせてシリンジをセットする。

▶▶

3

早送り

早送りスイッチを押して、押し子とスライダーのすき間をなくす。次に患者さんのラインに接続する。

▶▶

4

輸液開始

1時間あたりの流量をセットし、開始スイッチを押す。滴下の様子が見えないので、直後は全身状態を観察。

☑ 速度異常などが命とりに。確実に管理して！

　シリンジポンプを使うのは、血管作動薬のように微量で効果を発揮し、厳密な流量管理が必要な薬のとき。最近の機器は進化しているので、固定不良時に勝手に薬が流れたりはしません。とはいえ投与開始時は、機器が正常に作動しているか確認し、患者の容態変化にも注意を払います。

　1mL/h程度の低流量設定時はとくに、開始直後の流量が安定しないことがあります。10〜30分ほどで安定しますが、それでは循環動態に影響する場合などは、2台を並列に設置し、交換しながら使う方法もあります。

　基本的なことですが、バッテリーや残量確認も忘れずに。検査室で「やばい、切れそう！」と慌てることのないようにしてください。

▶どのトラブルも、確実な固定やチェックで予防

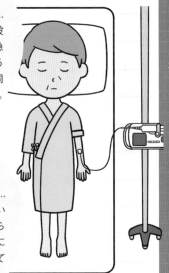

⚠ 固定不良

固定不良だと投与が開始されない。シリンジのフランジが正しくセットされているか、押し子とスライダー間にすき間がないか、必ず確認。

⚠ サイフォニング現象

患者さんより高い位置に設置していると、高低差で急速流入してしまう。低すぎると血液が逆流するため、同じくらいの高さに設置する。

⚠ 閉塞アラーム

患者さんの腕でつぶれている可能性も。確認せずに解除すると、薬剤が早送りされかねない。別の部分で圧を開放してから再開すること。

⚠ 気泡混入

シリンジ内は密閉されているため、本来は気泡が入らない。しかし薬剤注入時に密閉用のゴムに孔を開けてしまうと、気泡が入ることも。

PART
3
≫
デキるナースだけが知る 処置&ケアのコツ ▶ 輸液&シリンジポンプ

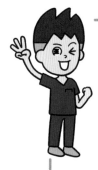

採血で血液型をチェック。抗原抗体反応を防ぐ

▶ 血液型が違うと、血球が破壊される！

輸血のタイプ

輸血製剤は3種類。赤血球製剤は血球成分を、血漿製剤と血小板製剤は血漿成分を補うのが目的。

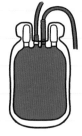

赤血球製剤

↓

血球成分を補う

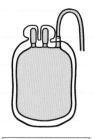

血漿製剤

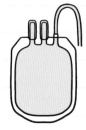

血小板製剤

↓

血漿成分を補う

抗原と抗体

血球中には抗原、血漿中には抗体が存在。同じタイプの抗原と抗体が組み合わさると、危険！

血球中には抗原

A抗原　B抗原

血漿中には抗体

抗A抗体　抗B抗体

↓

同じタイプの抗原と抗体が組み合わさると、抗原抗体反応 で血球が破壊される

A抗原　B抗原

抗A抗体　抗B抗体

✅ **輸血オーダーが出たら、すぐ採血とクロスマッチを**

　輸血のときに血液型のチェックが必要なのは、皆知っているはず。でも、その理由を正しく説明してと言われると、意外とむずかしいのでは？

　問題は抗原抗体反応。異なる血液型の抗原と抗体が組み合わさると、血球が破壊されてしまうんです。これを防ぐため、輸血のオーダーが出たらすぐに採血し、クロスマッチ（交差適合試験）をおこないます。下記のABO型のほか、Rh血液型や、輸血・妊娠・移植で産生される不規則抗体が原因で起こることもあり、注意が必要です。

▶血液型別に起こりえる抗原抗体反応は？

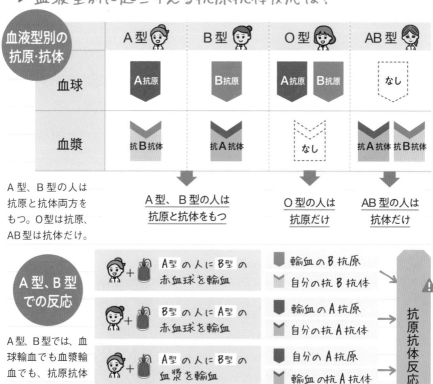

血液型別の抗原・抗体	A型	B型	O型	AB型
血球	A抗原	B抗原	A抗原 B抗原	なし
血漿	抗B抗体	抗A抗体	なし	抗A抗体 抗B抗体

A型、B型の人は抗原と抗体両方をもつ。O型は抗原、AB型は抗体だけ。

A型、B型の人は抗原と抗体をもつ

O型の人は抗原だけ

AB型の人は抗体だけ

A型、B型での反応

A型、B型では、血球輸血でも血漿輸血でも、抗原抗体反応の危険がある。

- A型の人にB型の赤血球を輸血 → 輸血のB抗原 / 自分の抗B抗体
- B型の人にA型の赤血球を輸血 → 輸血のA抗原 / 自分の抗A抗体
- A型の人にB型の血漿を輸血 → 自分のA抗原 / 輸血の抗A抗体
- B型の人にA型の血漿を輸血 → 自分のB抗原 / 輸血の抗B抗体

抗原抗体反応

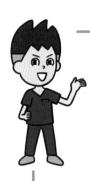

オーダーから投与まで、手順ルールを必ず守る

▶「血液製剤の使用指針」の手順どおりに進める

輸血のミスは命にかかわる。厚労省の使用指針、院内ルールを必ず守る。

Ⅰ 採血

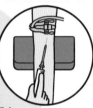

血液型を確認。できれば2回確かめる

輸血の同意をとり、2回以上採血する。これを使ってABO式血液型、Rh式血液型の両方を輸血部で調べる。

Ⅱ クロスマッチ（交差適合試験）

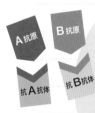

A抗原　B抗原

抗A抗体　抗B抗体

抗原抗体反応によって、血球が壊れるのを防ぐ

患者さんの血清に製剤の血球を加える「主試験」と、血球に血清を加える「副試験」を輸血部でおこなう。連日の輸血であっても、3日以内には再び実施するのが原則。

Ⅲ 出庫

輸血伝票をもっていき、担当者IDのチェックも

オーダーに沿って輸血部で製剤を用意してくれているので、受けとりに行く。万一にも払い出しミスが起きないよう、輸血伝票を渡し、ナースのバーコード照合もおこなう。

バーコード照合も実施

A病棟〇〇です

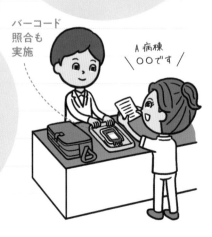

→P112

☑ **重大な副作用もある。投与後しばらくはよく観察して**

　採血とクロスマッチを終えたら、出庫された輸液の投与です。ここにもたくさんの手続きがあり、同意書をとったり、患者さんの氏名や血液型、製剤、製剤番号などを複数名で確認します。

　投与後は、危険な副作用の徴候がないか、ベッドサイドで全身状態を観察します。そのひとつが「TRALI（輸血関連急性肺障害」。頻度は低いものの、致死率は13〜18％と高く、非常に危険です。急激な呼吸不全は必発で、ピンク色の泡沫状痰も半数以上に認めます。特徴を覚えておきましょう。

V
投与&副作用チェック

**投与後少なくとも15分間は
ベッドサイドを離れない**

輸血用のルートを確保し、輸血キットで投与。15分はその場を離れず、通常は5分ごとにバイタルサインを確認。副作用やアレルギーの徴候にすぐ気づけるよう、呼吸困難感、皮膚症状もよく見ておく。

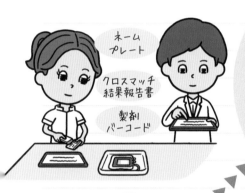

ネームプレート

クロスマッチ結果報告書

製剤バーコード

IV
同意書&照合

**同意書をとり、製剤に誤りがないか
端末でダブルチェックする**

同意書にサインをしてもらう。Iの時点でサイン済みなら、内容を確認。医師とナース、またはナース2名それぞれに、照合用デバイス類を使い、製剤バーコードや患者さんの氏名などを照合する。

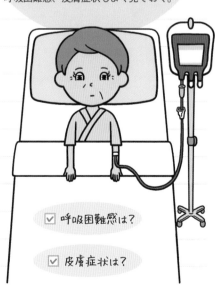

☑ 呼吸困難感は？

☑ 皮膚症状は？

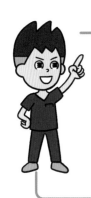

輸血はかぎりある資源。期限を必ずチェックして

▶血液製剤はいつも不足。薬価も非常に高い

輸血需要量は増えていないが、献血者もあまり増えず、不足の危機がつねにある。

製剤ができるまで

| 献血センター&献血バス | 血液センター | 病院 |

献血 ➡ 検査 ▶ 製剤 ▶ 保管 ➡ 輸血

献血センター&献血バス	血液センター	病院
市民が無償で献血。現在は大半が40代以上。	血液型検査、感染症検査、生化学検査などを実施。白血球除去、遠心分離、放射線照射を経て製剤に。	医療機関のオーダーを受け、保管庫から発送。

製剤ごとの薬価

貴重な資源で価格も高い。「返却忘れで期限切れ」なんて事態は避けたい。
（＊価格は 2023 年 9 月現在のもの）

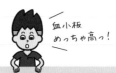

血小板めっちゃ高っ！

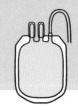

赤血球製剤

1単位（140mL）9067円
（＊照射赤血球液 - LR「日赤」の場合）
2単位（280mL）1万8132円

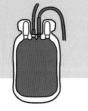

血漿製剤（けっしょう）

1単位（120mL）9160円
2単位（240mL）1万8322円

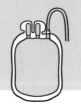

血小板製剤

10単位（200mL）8万1262円
20単位（250mL）16万2510円

✓ **有効期間は21日。足りなくなれば生死にかかわる**

　輸血製剤は、市民の献血でなりたつ貴重な資源。しかも有効期間が短いことを知っていますか？　赤血球製剤と全血製剤は21日。血小板製剤は、採血後たった4日間と短いんです。有効期間内に使われなかったものは、一部は血漿を分離して血漿分画製剤に使ったり、研究用に使われますが、多くは廃棄処分です。2017年の「血液製剤使用実態調査」によると、輸血製剤の廃棄率は、全体の1.05％に上ります。

　一方で、重症患者さんを多く見る現場では、「血液センターに在庫ないらしいです！」という悲鳴がとびかうことも。準備できなければ、患者さんの生死にかかわります。そのため輸血管理は病院の大きな課題です。有効期間を確認し、大切に使いましょう。ベテランになってきたら、循環動態のアセスメントから、必要量を考える視点ももちたいところです。

▶輸血製剤の仲間として、「血漿分画製剤」もある

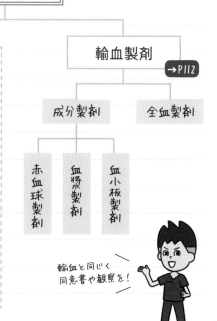

扱う機会は少ないが、いざオーダーが出たときのために知っておきたい。

血液製剤

血漿分画製剤

アルブミン製剤	ショック時の血圧維持のほか、利尿目的で補助的に使う。
免疫グロブリン製剤	感染症発症時の免疫機能をサポート。重症感染症などに。
アンチトロンビン製剤	DIC（播種性血管内凝固症候群）などで血液凝固を抑制。
血液凝固因子製剤	血友病などによる出血症状、血栓症状を改善するのに使う。
組織接着剤	手術創部などで、血液や液体、肺の空気のもれを防ぐ。

輸血製剤
→P112

成分製剤　　　全血製剤

赤血球製剤　血漿製剤　血小板製剤

輸血と同じく
同意書や観察を！

117

目的は「栄養」「ルート確保」「カテコラミン」の3つ

☑ 低栄養の高齢者など、ふれる頻度は意外と高い

ICUでは多くの患者さんに留置されている、CVカテーテル（中心静脈カテーテル）。病棟でも、高カロリー輸液投与のために留置している人が少なくないはず。末梢でルートが確保できないときに使うこともあります。

留置するのは通常、頸部の鎖骨下静脈。違和感が比較的小さく、大腿に比べて感染リスクが低いためです。とはいえ、動くたびに煩わしいのは事実。留置前に必要性をよく説明して、患者さんの協力を得ましょう。

▶ 濃度が高いもの、血管外漏出を避けたいもの向き

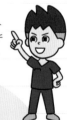

ICUでは多くの患者さんに入ってます！

目的 I

高カロリー輸液の投与

高濃度の栄養輸液を投与する「中心静脈栄養（TNP）」。経口摂取が1週間以上できていないときに。

目的 II

カテコラミン類の投与

カテコラミンのように、血管への刺激が強い薬を安定的に投与したいときに。抗がん剤にも適する。

目的 III

末梢静脈路の代わり

末梢静脈のルートが採れない場合、すぐ閉塞してしまう場合などで、長期的に点滴が必要となるときに。

▶どこに留置するかで、ルーメン数が変わる

CVの種類　カテコラミンや鎮静薬など複数使う場合は、ルーメン数が増える。

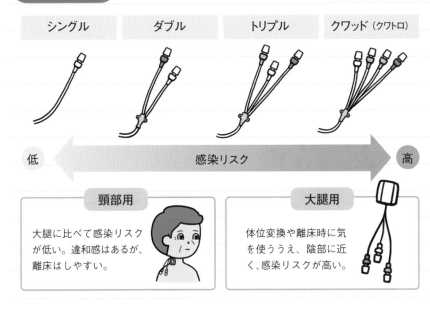

| シングル | ダブル | トリプル | クワッド (クワトロ) |

低 ←———— 感染リスク ————→ 高

頸部用

大腿に比べて感染リスクが低い。違和感はあるが、離床はしやすい。

大腿用

体位変換や離床時に気を使ううえ、陰部に近く、感染リスクが高い。

CVの投与経路 [トリプルの場合]

トリプルルーメンの例。先端からの位置と、カテーテルの太さが違う。

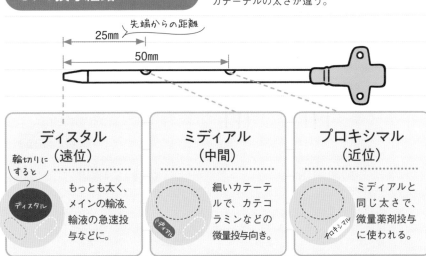

先端からの距離
25mm
50mm

ディスタル（遠位）

輪切りにすると

ディスタル

もっとも太く、メインの輸液、輸液の急速投与などに。

ミディアル（中間）

ミディアル

細いカテーテルで、カテコラミンなどの微量投与向き。

プロキシマル（近位）

プロキシマル

ミディアルと同じ太さで、微量薬剤投与に使われる。

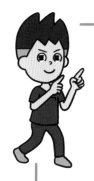

V CVカテーテル➡管理❶

挿入時、留置中、抜去時。 それぞれの合併症に注意

▶ よくある手技でも、リスクはつねにある

感染症

挿入時の合併症

気胸

挿入側の肺に孔が開いてしまう!

医師が刺入するときに、誤って肺を傷つけ、空気がもれてしまう。刺入直後に必ずX線で確認。

留置中の合併症

紅斑(こうはん)
腫脹(しゅちょう)
熱感
滲出液
圧痛
バイタルサインの変化

長期に留置するほど、カテーテル由来の感染リスクが高まる。上記の徴候に注意!

予防法は→P122

動脈損傷

鎖骨下静脈に穿刺(せんし)しようとして、鎖骨下動脈を傷つけてしまい、出血や血腫をきたすことがある。

抜浅(ばっせん)(薬剤漏出(ろうしゅつ))

カテーテルが引っぱられて浅くなる。薬剤が血管外に漏出すると、皮膚に赤みや腫脹、痛みが出てくる。

120

✓ 予防と早期発見が、合併症への最大の策

　使用頻度の高いCVカテーテルですが、合併症のリスクはつねにあります。「刺入時」「留置中」「抜去時」の3段階で、代表的なものを覚えておきましょう。

　留置中の抜浅は、人為的なものに注意。自分で抜いてしまう「自己抜去」以上に、検査室に行くために車いすに移乗したり、リハビリのために離床したときに引っ張られ、浅くなってしまうことがあるんです。カテーテルにつけてある印がずれていないか、毎日必ず確認してください。

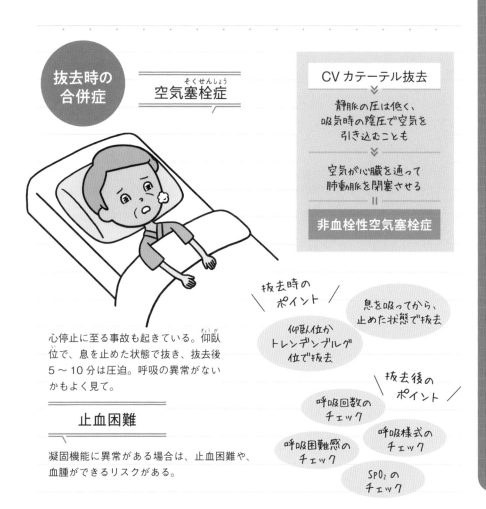

抜去時の合併症

空気塞栓症 (そくせんしょう)

CVカテーテル抜去
≫
静脈の圧は低く、
吸気時の陰圧で空気を
引き込むことも
≫
空気が心臓を通って
肺動脈を閉塞させる
＝
非血栓性空気塞栓症

抜去時のポイント

息を吸ってから、止めた状態で抜去

仰臥位かトレンデンブルグ位で抜去

抜去後のポイント

呼吸回数のチェック

呼吸様式のチェック

呼吸困難感のチェック

SPO₂のチェック

心停止に至る事故も起きている。仰臥位 (ぎょうが) で、息を止めた状態で抜き、抜去後5〜10分は圧迫。呼吸の異常がないかもよく見て。

止血困難

凝固機能に異常がある場合は、止血困難や、血腫ができるリスクがある。

121

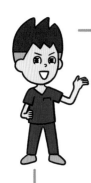

長期留置は感染をまねく。早めの抜去が目標

☑「中心静脈カテーテルバンドル」で、感染を予防

中心静脈カテーテル関連血流感染症（CLABSI）を起こすと、全身状態が悪化し、入院日数は確実に長引きます。死亡率は12〜25％という報告も。これを防ぐには、『血管内留置カテーテル由来感染の予防のためのCDCガイドライン 2011』をもとに感染対策をします。CDC（米国疾病予防管理センター）が、研究の蓄積をもとに提唱しているガイドラインです。

その要となるのが、5つのバンドル戦略。バンドルとは「束」の意で、まとめておこなうことで効果を発揮します。ドレッシング材も毎日の交換は避け、血餅などで汚れているときに交換するようにします。

▶バンドルの導入で、カテーテル感染血流感染症が減少

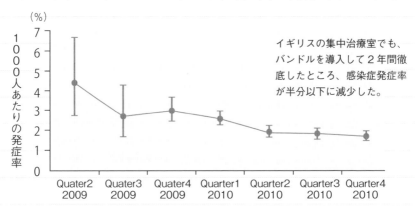

イギリスの集中治療室でも、バンドルを導入して2年間徹底したところ、感染症発症率が半分以下に減少した。

（「'Matching Michigan'：A 2-year stepped interventional programme to minimise central venous catheter-blood stream infections in intensive care units in England.」Bion J et al., BMJ Quality & Safety vol.22（2）：110-123, 2013 より引用）

▶バンドルの5項目を、日々のケアで徹底しよう

I

手指衛生

カテーテル挿入部にふれるときは、無菌操作が原則。前後に必ず石けんで手洗いするか、擦式アルコールで消毒する。

V

早期抜去

使用日数が長くなるほど、感染率は確実に上がる。「どうすれば早期抜去できるか」を多職種によるチームで考え、実践する。

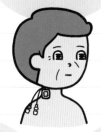

II

マキシマル・バリアプリコーション

カテーテル挿入時、ガイドワイヤー交換時は、キャップ、マスク、滅菌ガウン、滅菌手袋、滅菌ドレープをすべて使う。

IV

大腿部以外での刺入

大腿静脈での感染率22.1%に対し、鎖骨下静脈9.0%、内頸静脈11.7%（O'Connor A, 2013）。大腿静脈はもっとも危険。

III

クロルヘキシジンでの消毒

カテーテル挿入前やドレッシング材の交換時には、＞0.5％クロルヘキシジンアルコール製剤液で皮膚の前処置をする。

☑「どうすれば抜ける？」の視点を、つねに忘れずに

　感染対策をどれほど徹底していても、カテーテル挿入部は菌の培地となります。長引くほどに感染率は増加。「このカテーテルは本当に必要か。必要ならいつまでか」「どうすれば抜けるようになるか」の視点で、チーム全員で治療とケアにあたることが大切です。

　原疾患以外の問題もあり、ここはナースの工夫のしどころ。栄養のために入れているなら、経口摂取できるようになるための工夫を考えます。

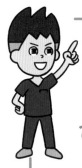

どこまで患者さん目線に なれるかが、ナースの力量!

▶ 4つのポイントで、体位変換上手になる

1 勢いをつけず、できるだけゆっくり
2 点ではなく、面で支える
3 痛い部分を動かさない
4 体位変換後の圧抜き&良肢位(りょうしい) →P126

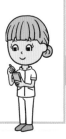

☑ ナースどうしでやってみると、患者さんの苦痛がわかる

　普段からなにげなくおこなっている、体位変換。じつはナースのスキルの宝庫です。ナースどうしで一度試してみると、よくわかります。他人に体を動かされるのは、それだけでこわいし、苦痛なんです。

　苦痛を与えないためには、上の4つのポイントを守ることです。どんなに忙しくても、勢いよく動かしてはいけません。こわいだけでなく、ルート抜去のリスクもあります。手のひら全体で動かすこと、痛みがある部分を動かさないことも、守るべきポイントです。

　誰もが当たり前にやっているケアだからこそ、患者さんの身になっててい ねいにおこなえば、信頼度は確実にアップ。苦痛や不快感を減らすことは、治療のためにも意味があります。

▶体位変換はスキルの宝庫。いまよりもっとよくできる！

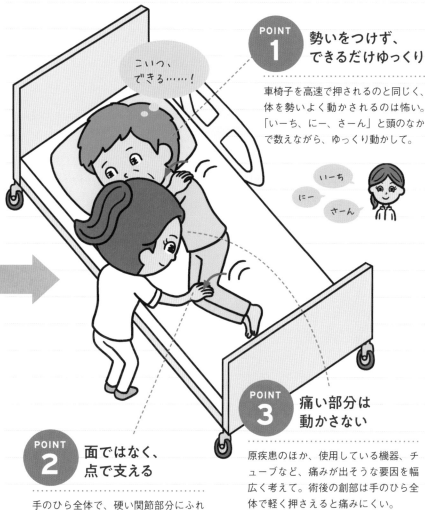

POINT 1　勢いをつけず、できるだけゆっくり

車椅子を高速で押されるのと同じく、体を勢いよく動かされるのは怖い。「いーち、にー、さーん」と頭のなかで数えながら、ゆっくり動かして。

こいつ、できる……！

いーち
にー
さーん

POINT 3　痛い部分は動かさない

原疾患のほか、使用している機器、チューブなど、痛みが出そうな要因を幅広く考えて。術後の創部は手のひら全体で軽く押さえると痛みにくい。

例
- 術後創部→（軽く押さえる）
- 肋骨骨折→脇を締める
- 気管チューブ類→しっかりと把持

POINT 2　面ではなく、点で支える

手のひら全体で、硬い関節部分にふれて動かすと痛みを与えずにすむ。手先の力で動かすのではなく、腕全体を使って体を支えるイメージで。

PART **3** ≫ デキるナースだけが知る処置＆ケアのコツ ➡ ポジショニング

125

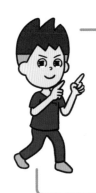

体位変換やケア後は、そのつど圧抜きを

▶ ベッドとの接地面には、ずり応力がかかっている

どんなマットレスだろうと、接地面には必ず圧がかかり、苦痛の原因になる。

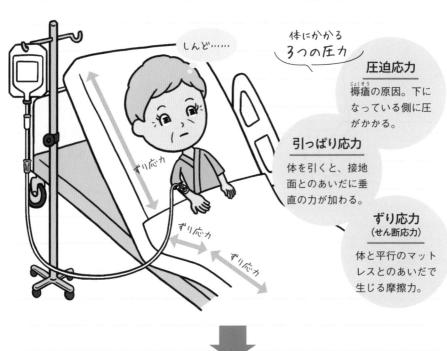

しんど……

ずり応力

ずり応力

ずり応力

体にかかる
3つの圧力

圧迫応力
褥瘡の原因。下になっている側に圧がかかる。

引っぱり応力
体を引くと、接地面とのあいだに垂直の力が加わる。

ずり応力
（せん断応力）
体と平行のマットレスとのあいだで生じる摩擦力。

体圧分散マットレスであっても、ずり応力は軽減できない！

126

☑ 背中に圧がかかっていると、それだけで苦しい

　座位やファウラー位は、最初は快適でも、長時間過ごしていると背中側がきつくなります。これはマットレスとのあいだで生じる「ずり応力」のため。水平に接する物体とのあいだで生じる摩擦力です。角度が大きいほど、この圧は強くなります。

　そこで必要なのが圧抜き。ギャッチアップ後や体位変換後に、背中にスッと手を入れてすべらせるだけで、マットレスとのあいだの圧を解消できます。圧抜き用のグローブなら摩擦が生じにくく、よりスムーズです。

▶グローブなどを使って、接地面の圧を抜く

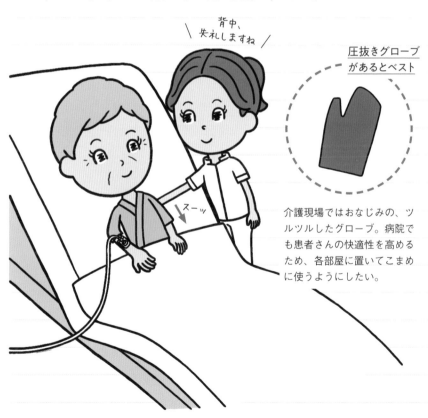

\ 背中、失礼しますね /

スーッ

圧抜きグローブがあるとベスト

介護現場ではおなじみの、ツルツルしたグローブ。病院でも患者さんの快適性を高めるため、各部屋に置いてこまめに使うようにしたい。

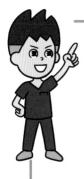
ケアを通じて、セルフケア能力を評価しよう

☑ 先を見据えて、手伝いすぎないことも大事

生活のケアは、ただの介助業務ではありません。医療職であるナースの目で、先を見据えた支援をするための大切な場面です。

すべてのケアに共通するのが、セルフケア能力を評価しながらかかわること。どんな動作も、ナースが手伝ったり、代わりにやってあげれば、時間的には早く済みます。でも、患者さんはやがて退院し、自宅での生活に戻るんです。トイレの後でズボンを上げる動作1つとってもそう。誰も代わりにやってはくれません。自分でできることは自分でやってもらったほうが、全身機能の回復にもつながります。

清拭などの清潔ケアも、座位を保持して手を動かせるなら、患者さんに温かいタオルを渡して自分でやってもらうようにします。

☑ 食事観察で得た情報も、リハビリにつなげて

食事の際にも、パッと手を出して介助するのは考えものです。「ヨーグルトのフタを開けにくそうだから、代わりに開けてあげよう」などと安易に手伝うと、セルフケア能力を評価する機会も、リハビリの機会も失われます。手の巧緻性を評価しつつ、不十分ならリハビリスタッフと情報共有するなど、時間がかかっても先を見据えたケアをしましょう。

現在は入院期間の短縮化が進み、多くの患者さんが早期に自宅へと帰っていきます。その意味でも、ADLをどこまで高めた状態で家に帰れるかが、ナースの腕の見せどころといえます。

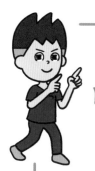

Ⅶ 生活のケア ➡ 食事

「腸を使えるなら腸を使え」 が栄養のキホン

☑ 経口に早く戻せたほうが、回復も早い

絶食が続いて腸を使わずにいると、腸内細菌が体内に移行し、感染を起こしやすくなります。これが「バクテリアルトランスロケーション」。予防のためには、1日も早く経口摂取に戻すのが理想です。

そのためには、どうすれば食事が進むようになるか、患者さん目線で考えることです。何も食べられないのではなく、ペースト食がいやで手をつけないのかもしれません。米ではなく麺類だったら食が進むという人もいます。病院の標準的な食事を受けつけないなら、医師と相談して持ち込み食を許可したり、栄養士にメニューを工夫してもらう方法もあります。

動いていないから食欲がなかったり、便が出ていなくて不快という理由も考えられます。多角的なアセスメントで改善点を考えましょう。

▶多角的な視点で、食事摂取を増やす工夫を

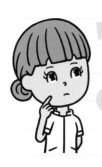

食事内容
ペースト食が
イヤなのかも？

ごはんじゃなくて
麺類はどう？

持ち込み食
OK にできない？

排便
便秘で気持ち
悪いのかも？

運動
離床時間、活動量が
不十分？

看護の視点で広くアセスメントすると同時に、ほかのナースや他職種とも話し合って工夫を考える。

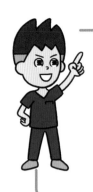

OHATで評価すると、効果を実感できる

☑ 初回評価で、状態の悪い人をスクリーニング

周術期の口腔ケアに加算がつくようになったことからもわかるとおり、病棟での口腔ケアは、以前よりはるかに重視されるようになりました。高齢患者さんが増える状況では、誤嚥性肺炎の予防などの意味もあります。

まずは入院時点でスクリーニングをしましょう。このときに役立つのが「OHAT」という標準化されたツールです。セルフケア困難で、ナースがケアをおこなう場合に、介入後の変化を確かめるのにも役立ちます。まずは以下の3項目だけでも、重点的にチェックしてみてください。

▶「口唇」「舌」「歯肉・粘膜」をしっかりチェック

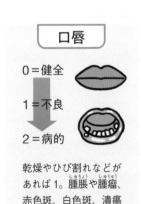

口唇	舌	歯肉・粘膜
0＝健全	0＝健全	0＝健全
1＝不良	1＝不良	1＝不良
2＝病的	2＝病的	2＝病的
乾燥やひび割れなどがあれば1。腫脹や腫瘤、赤色斑、白色斑、潰瘍性出血などがあれば2。	不整、亀裂、発赤、舌苔が見られたら1。赤色斑、白色斑、潰瘍、腫脹があれば2。	乾燥、発赤などがあれば1。7歯以上の腫脹・出血、動揺歯、潰瘍、白色斑などがあれば2。

(「The oral health assessment tool—Validity and reliability.」Chalmers JM et al., Australian Dental Journal vol.50（3）：191-199，2005 より作成)

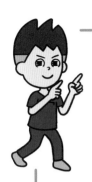

VII 生活のケア ➡ 清潔ケア

ルーティンはダメ。 その人の能力にあわせて

☑「決まりだからやりますね」では、看護じゃない!?

清潔ケアも毎日おこなっているものですが、まず考えるべきは目的です。「2日に1回は清拭」と決まっているからやる、というものではありません。清潔を保つことはもちろん、全身状態や皮膚の観察、労作による心不全徴候のアセスメントなど、明確な目的をもっておこないましょう。

やっていい状態かどうかも、重要な視点です。たとえばバイタルサインが不安定なときや、熱が出ているときはできません。患者さんの受け入れも重要です。いやがる患者さんに、「決まりだから」とケアをするのは避けて。「膀胱の管から感染を起こしやすいので、それを防ぐために陰部洗浄をしたい」など、必要性をていねいに説明し、納得を得ておこないます。

▶ 目的を明確にし、やれる状態かもチェック

目的は?

- 不快感をとり除き、快を提供
- 全身状態を観察
- 皮膚の状態を観察
- 労作時の変化をチェック

状態は?

[こんなときは避けて]

- バイタルサインが不安定
- 痛みが強い
- 発熱やシバリングがある

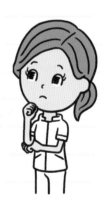

患者さん本人にはもちろん、先輩にも必要性を説明できるようにしておきたい。

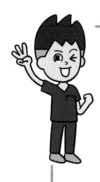

浮腫、貧血、低栄養の人は 褥瘡に注意して

☑「2時間ごとに体交」など、マニュアル的にやらない！

　褥瘡予防といえば、かつては「2時間ごとに体交（体位交換）」とされ、マニュアル的におこなわれていたもの。でも褥瘡のリスクは、患者さん1人1人で違います。診療報酬上必要な「OHスケール」とともに、できれば「ブレーデンスケール」も併用し、入院時に正しくリスク評価します。

　とくにリスクが高いのは、浮腫、貧血、低栄養がある人。体圧分散マットレスの使用にかぎらず、病態や低栄養の改善が欠かせません。

　医療行為にかかわる皮膚損傷も注目されています。テープ固定などで生じる「スキン‐テア」や、マスクなどの圧迫が原因となる「MDRPU」です。保護剤の貼りかたなどを工夫し、チーム全員で予防に努めます。

▶褥瘡以外の皮膚損傷も見逃さない

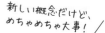

新しい概念だけど、めちゃめちゃ大事！

スキン‐テア

テープ類　体位変換&
　　　　　　移動の介助
清潔ケア
　　更衣の介助
　　　　　　　　など

摩擦やズレなどで裂創が生じる。高齢者の脆弱な皮膚では、とくに注意が必要。

MDRPU
(医療関連機器圧迫創傷)

マスク　弾性ストッキング
　　　　　&フットポンプ
鼻カニュラ
　　　膀胱留置
　　　カテーテル　など

装着している機器すべてが原因に。保護剤の使用の前に、適切なサイズ選択も大事。

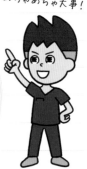

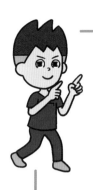

Ⅶ 生活のケア ➡ リハビリ

23.5時間を使って、できることを実践!

☑ PTの介入時間以外が、ナースの腕の見せどころ

　急性期でも慢性期でも、離床の必要性は広く理解されるようになりました。リハビリスタッフが訪室し、介入してくれることも多いと思います。でも、リハビリスタッフの介入時間が30分だとしたら、それ以外の23.5時間こそが肝心です。この時間すべてがリハビリと考えてほしいんです。

　リハビリとは、可動域訓練や歩行訓練だけを意味しません。創造性を発揮して、動く理由や楽しみを患者さんが感じられるようにアプローチしてください。僕自身も、ICUで活動制限が大きい人に何ができるか、日々工夫しています。じゃんけんやキャッチボールなど、床上でもできることはたくさんあり、手の動きを見るなどのアセスメントにもなっています。

▶ 活動制限があっても、できることは必ずある

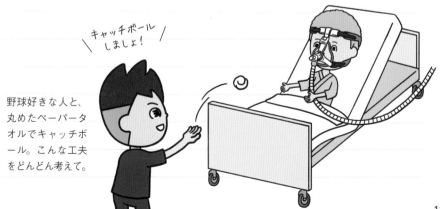

キャッチボールしましょ!

野球好きな人と、丸めたペーパータオルでキャッチボール。こんな工夫をどんどん考えて。

133

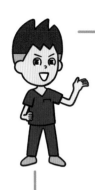

昼夜のメリハリをつけて、せん妄を予防

☑ 日中にウトウトしているのは、よくない徴候

夜間の睡眠の質は、治療に直結しています。十分な休息がとれていなければ、日中の離床、リハビリが進みません。日中に傾眠がちな状況は、せん妄のリスクであり、低活動型せん妄（→P81）の徴候でもあります。

まずは環境調整で、睡眠の質を改善しましょう。治療のために入院しているとはいえ、病室は患者さんの生活の場。ナースの話し声やモニター音などが妨げになっていないか、環境を広く見渡して改善をはかります。そのうえで日中の活動量を増やす工夫をし、ぐっすり眠れるようにします。

薬剤が遷延していて、日中にウトウトしていることもあります。主観的評価、客観的評価の両方を使い、薬剤の量や投与時間を見直しましょう。

▶日中の傾眠を見たら、3つの視点で対策を

睡眠の質の評価
自己申告に加え、スケールで客観的に評価すると確実。

環境や薬の調整
眠りの阻害要因や、日中の傾眠をまねく薬をチェック。

せん妄予防策
昼夜のメリハリをつける。見当識を保つ工夫も大事。

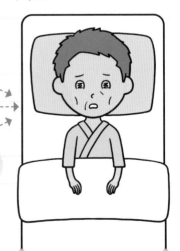

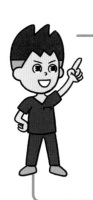

Ⅶ 生活のケア ➡ 身体拘束

身体拘束は「最後の手段」と心得て

☑ 患者さんが体験している世界を想像しよう

　夜中に目覚めてベッドから出ただけなのに、「何やってるんですか！　危ないから起き上がらないでください」と体を拘束される——極端な例ですが、これが患者さんが体験している世界かもしれません。医療職には「せん妄で興奮しているから」「転倒・転落を防ぎたいから」という理由があっても、どれほど苦痛な体験かは想像がつくでしょう。

　どんな状況であれ、身体拘束は最後の手段です。実施していいのは、下の3要件を満たすときだけ。その場合も、「どうすれば外せるか」をチーム全員で検討します。せん妄予防のための環境調整、現状認識を促すかかわりなど、できることはたくさんあります。どうしても必要な場合も、制限と恐怖感の大きな抑制帯は極力避け、ミトンを使うなどの配慮が必要です。

▶拘束してもいいのは、
　3要件を満たすときだけ

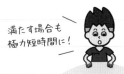

満たす場合も
極力短時間に！

切迫性	非代替性	一時性
本人やほかの患者さんの生命、体に危険が及ぶ可能性が、"著しく"高いと判断されるとき。	生命や体を守るための手段が、ほかに何もないとき。それでも拘束の度合いは最小限に。	本人の状態などから必要と考えられる拘束時間のうち、もっとも短い時間で終えること。

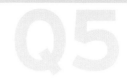

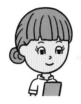

「何でも聞いて」
「調べてから聞いて」……
先輩、いったいどっちなの!?

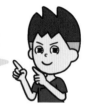

すぐわかることは
調べて聞くのがいいかも。
あとは先輩の時間稼ぎの可能性も!!

　これはむずかしいところ。先輩によって求めるハードルも違うでしょう。

　基準となるのは、自分で調べて考えて、それでもわからないことかどうかです。調べてパッと出てくる情報は自分で調べてください。たとえば臓器どうしの関連を調べたいとき。2つの臓器なら、検索してすぐに必要な情報が出てきます。でも3つになると急にヒットしなくなったりしますね。こんなときは、先輩に聞けばいいと思います。検査関連の数値も、数値だけならすぐ出てきます。でも、どの程度の値になったときに対処が必要かなど、解釈の余地がある部分は先輩に聞いてください。このとき、自身の理解度も伝えることも大切です。先輩はあなたの理解度を把握するために質問しています。どこまでを理解し、何がわからないかを自分から説明すれば、やりとりもスムーズです。

　あとは、知識をいかに実践に結びつけるか。最近は皆、勉強熱心ですが、行動が伴っていないことが多いのも事実。知識でなく、患者さんありきでの学びを大切にしてください。その意味でも、現場をいちばんよく知る先輩たちを活用しましょう。

　ただなかには、自分もわからないからという理由で、「調べてから聞いて」と答えている先輩も。心のなかでは「やっべ、わかんねー」と焦っているかもしれません。笑　このへんは、先輩たちとかかわるなかで、1人1人のレベルがどの程度かをつかんでいくしかなさそうです。

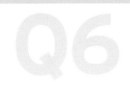

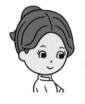

足浴とかもしてあげたいのに、
プラスαのケア時間がありません

必要なケアと、プラスαの
ケアの違いって何だろう？

　ちょっときびしい回答ですが、プラスαのケアって何でしょうか。僕らは医療職として、患者さんに必要なケアを提供するのが仕事です。たとえば眠りにつきにくい患者さんのために、入眠前に足浴をするのだとしたら、それは必要なケアです。プラスαのケアは存在しないと、僕は思っています。洗髪などもすべて同じです。髪がベタベタの患者さんを、「忙しいから」という理由でほうっておくことはできません。どんなに忙しくても、そのための時間をつくってケアにあたります。「洗髪好きっすね」なんて言ってくる後輩もいますが、好きだからやっているわけではなく、すべては患者さんのためです。

　ただ、時間をつくるためには、周囲の協力がいりますよね。自分の思いだけで好きに動いていては、チームとして機能しません。「この人にはこのケアが必要です」「今日はそのための時間がつくれるように動きます」と、まずはリーダーに相談しましょう。リーダーはそれに応じて采配する義務があります。リーダーが納得するように、ケアの必要性を客観的に説明してください。そのうえでタイムスケジュールのなかに組み込み、実行します。

　僕自身も、新人1年目はこのやりかたを求められていました。1日1つはルーティンではないケアを組み込まないと、仕事させてもらえなかったほど。「あんたはこの人のためにどうしたいの」といつも聞かれていたんです。

　ただ職場によっては、そうした風土がないところもあります。その場合は足浴も洗髪もすべてルーティンのケアとして組み込み、マニュアル的におこなうのも、1つの解決策だと思います。

ナスモン図鑑③

味方にしたい、
頼れる先輩ナスモンたち

意地悪な先輩もなかにはいますが、みんなに頼られる素敵な先輩ナスモンもたくさんいます。
患者さんにとっても同僚にとっても、頼りになるナスモンたち。その最強型は「マジゴッド」！
出会えたあなたは誰より運がいいといえるでしょう。

ホメジョーズ　LV.29

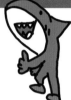

こうげき	28
ぼうぎょ	33
メンタル	40
すばやき	60

ほめるナスモン　もちもの：いいとこメガネ

ほかのナスモンの　いいところを
みつけるのが　とくい
けっかではなく　プロセスを　ほめている

ポジティブフィード	PP 14/30
どうきづけ	PP 8/20
かみくだく	PP 9/15

カワルデー　LV.40

こうげき	46
ぼうぎょ	28
メンタル	36
すばやき	44

ルートのたつじんナスもん　もちもの：いろんなサーフロー

ルートをとるのが　いちばんうまいナスモン
みんながこまっていると　あらわれる
めから　けっかんライトが　でているといううわさ

ぜんわん	PP 18/99
しゅはい	PP 14/20
じょうわん	PP 26/30
そくはい	PP 8/10

マゴノーテ　LV.42

こうげき	39
ぼうぎょ	56
メンタル	36
すばやき	59

きがきくナスモン　もちもの：まごのて

かゆいところに　てがとどくナスモン
ぜつみょうな　タイミングで　たすけてくれる
しゅうへんしやが　はったつしている

たいいへんかん	PP 6/20
ダブルチェック	PP 11/35
こうそくいどう	PP 6/15

マジゴッド　LV.77

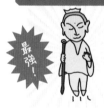

最強！

こうげき	50
ぼうぎょ	185
メンタル	200
すばやき	88

かみさまナスモン　もちもの：ありがたいおことば

びょうとうで　かみと　あがめられる　ナスモン
どんなときでも　あせらず　おこらず　ミスらず
けっして　えらそうな　たいどを　とることはない

かみのいやし	PP 11/30
しんぴのベール	PP 16/25
ししゃそせい	PP 7/10

PART 4

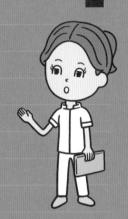

ニガテな心電図＆呼吸療法、まずはここだけ！

——機器とアラームがこわいのは、先輩だって同じです

心電図波形は、インスタでも人気のコンテンツ。
僕自身がニガテで苦労したからこそ、1年目ナースでもわかる見かた、
「まずここだけ知っといて！」の異常波形を厳選して伝えます。
NPPVや人工呼吸も、ハードルが高く感じられる治療ですが、
最初に知るべき知識は限定的。ここでニガテ意識を克服しましょう！

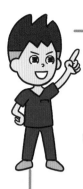

12誘導とモニターの電極のつけかたをおさらい

▶ 12誘導心電図では、四肢の「黒」を最初につける

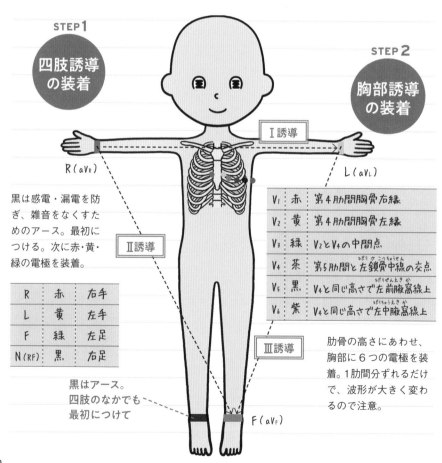

STEP 1
四肢誘導の装着

STEP 2
胸部誘導の装着

Ⅰ誘導

R (aVR)

L (aVL)

黒は感電・漏電を防ぎ、雑音をなくすためのアース。最初につける。次に赤・黄・緑の電極を装着。

Ⅱ誘導

Ⅲ誘導

F (aVF)

R	赤	右手
L	黄	左手
F	緑	左足
N (RF)	黒	右足

黒はアース。
四肢のなかでも
最初につけて

V₁	赤	第4肋間胸骨右縁
V₂	黄	第4肋間胸骨左縁
V₃	緑	V₂とV₄の中間点
V₄	茶	第5肋間と左鎖骨中線の交点
V₅	黒	V₄と同じ高さで左前腋窩線上
V₆	紫	V₄と同じ高さで左中腋窩線上

肋骨の高さにあわせ、胸部に6つの電極を装着。1肋間分ずれるだけで、波形が大きく変わるので注意。

☑ 肝心なときにすぐつけられるよう、日ごろから練習を

　ベッドサイドでいつも使うモニター心電図は、3つの電極で簡易的にモニタリングするものです。不整脈診断で重要なP波が正確に出なかったり、虚血性心疾患のサインであるST変化を捉えきれない可能性もあります。

　そのため不整脈などを疑うときは、すぐ12誘導心電図をとります。緊急性の高いものもあるので、モタモタしてはいられません！　電極を素早くつけられるよう、普段からトレーニングしておきましょう。緊急時に必要なほかの検査や処置も同じで、普段からスピードを意識してくださいね。

▶モニター心電図では、「黄」「赤」「緑」の3つをつける

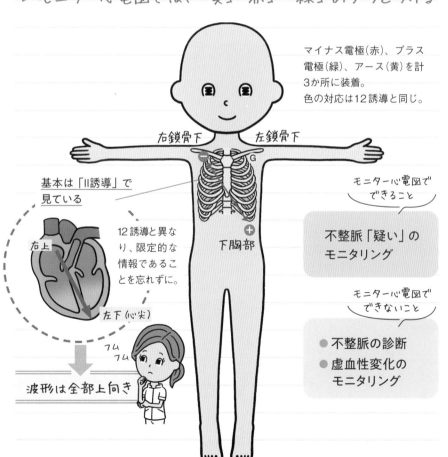

マイナス電極（赤）、プラス電極（緑）、アース（黄）を計3か所に装着。
色の対応は12誘導と同じ。

右鎖骨下　　左鎖骨下

基本は「Ⅱ誘導」で見ている

12誘導と異なり、限定的な情報であることを忘れずに。

右上

左下（心尖）

下胸部

波形は全部上向き

モニター心電図でできること

不整脈「疑い」のモニタリング

モニター心電図でできないこと

● 不整脈の診断
● 虚血性変化のモニタリング

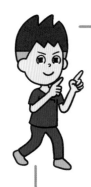

異常を知るには、正常の「洞調律」を知ることから

▶洞結節→心室まで、正常に電気が流れていれば「洞調律」

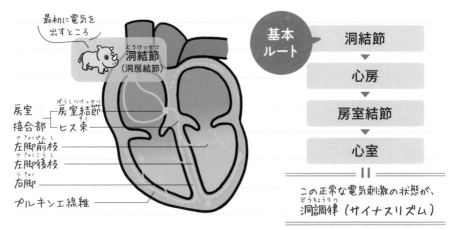

最初に電気を出すところ

洞結節（洞房結節）

房室接合部 ┬ 房室結節 └ ヒス束
左脚前枝
左脚後枝
右脚
プルキンエ線維

基本ルート

洞結節
▼
心房
▼
房室結節
▼
心室
＝
この正常な電気刺激の状態が、洞調律（サイナスリズム）

右房上部の「洞結節」から、下向きに電気が伝わり、枝分かれしていく。

まずはメインルートの経路を、イメージでざっくり覚えて。

波形の出かた

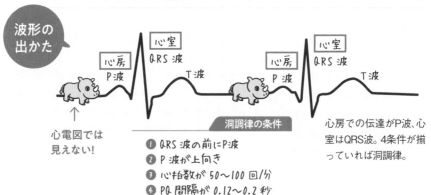

心房 P波　心室 QRS波　T波　心房 P波　心室 QRS波　T波

↑
心電図では見えない！

洞調律の条件

❶ QRS波の前にP波
❷ P波が上向き
❸ 心拍数が50〜100回/分
❹ PQ間隔が0.12〜0.2秒

心房での伝達がP波、心室はQRS波。4条件が揃っていれば洞調律。

✔ 電気の通り道に異常があると、通行止めや遅延に！

洞調律の言葉を分解してみましょう。「洞（サイナス）」＋「調律（リズム）」で、ポイントは「洞」。電気刺激を最初に出す「洞結節」のことです。ここから心室まで、刺激が正常に伝わっているのが洞調律です。

このルートを刺激伝導系といい、最速で進むようにできています。電車でいえば快速。しかしどこかに通行止めや遅延が起きることがあり、これが不整脈です。心電図に表れるのは、電気刺激が心房に伝わるときの「P波」と、心室を通るときの「QRS波」。この波から異常部位を推測します。

▶洞調律は快速電車。いちばん速く走れる

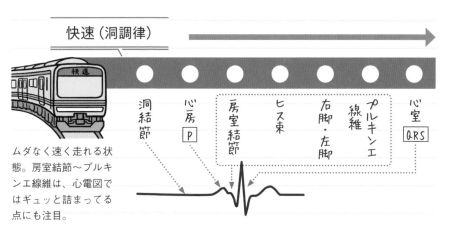

快速（洞調律）

ムダなく速く走れる状態。房室結節〜プルキンエ線維は、心電図ではギュッと詰まってる点にも注目。

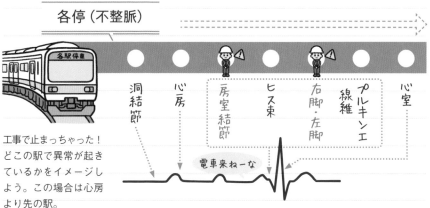

各停（不整脈）

工事で止まっちゃった！ どこの駅で異常が起きているかをイメージしよう。この場合は心房より先の駅。

I 心電図 ➡ 不整脈 ❶

期外収縮はあわてんぼう？予定より早く波が来る

▶ PACは心房で、PVCは心室で、サンタが早く来る

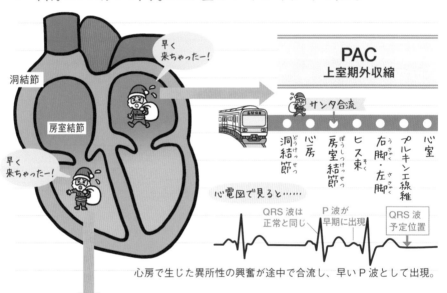

PAC
上室期外収縮

心房で生じた異所性の興奮が途中で合流し、早いP波として出現。

PVC
心室期外収縮

心室で生じた異所性の興奮が刺激伝導系に合流せずに並走するため、QRS波が幅広くなる。

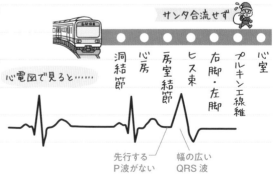

✔ 変なサンタが来たときは、危険な不整脈と判断

　心電図の見かたで覚えるべきは、やはり不整脈。種類が多いものの、頻度の高い順に学べば大丈夫です。心電図を見るときは、まずP波を探すことから。心房の興奮を表す波で、ちびマス2個くらいが正常です。不整脈のなかで頻度の高い期外収縮は、予定より早く波形が出てくるのが特徴です。イメージはあわてんぼうのサンタクロース。サンタが心房内に早く来れば「上室期外収縮（PAC）」、心室内なら「心室期外収縮（PVC）」です。Lown分類の多発、グレード3以上のPVC（下図）はすぐ医師に相談します。

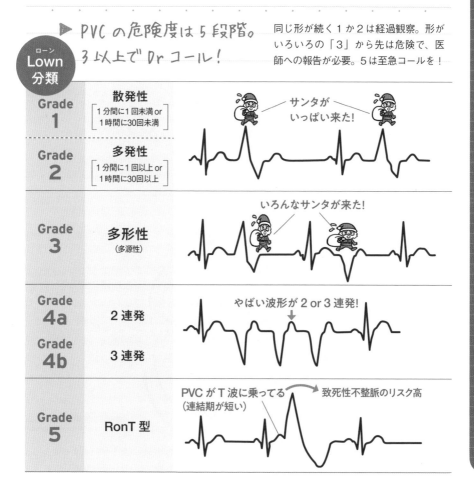

▶ PVC の危険度は 5 段階。
3 以上で Dr コール！

Lown 分類（ローン）

同じ形が続く1か2は経過観察。形がいろいろの「3」から先は危険で、医師への報告が必要。5は至急コールを！

Lown分類		
Grade 1	散発性 1分間に1回未満 or 1時間に30回未満	サンタがいっぱい来た！
Grade 2	多発性 1分間に1回以上 or 1時間に30回以上	
Grade 3	多形性 （多源性）	いろんなサンタが来た！
Grade 4a	2連発	やばい波形が2 or 3連発！
Grade 4b	3連発	
Grade 5	RonT 型	PVC が T 波に乗ってる （連結期が短い）　致死性不整脈のリスク高

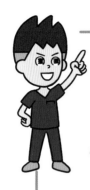

心房細動はパリピ、心房粗動はぐるぐるバット

▶ 心房細動（AF）では、心房が無秩序に震えている

血栓ができて脳梗塞を起こすおそれも。12誘導で確認し、医師に相談。

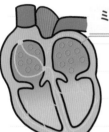

ミクロリエントリー — 小さなリエントリーがたくさん生じ、心房が無秩序に震えている。

🔄 リエントリー ＝ 刺激がぐるぐる回る

AF ＝ Atrial Fibrillation
心房　　が　　震える

＝

心房の電気刺激が
パリピ状態！
1分間に350〜700回
も無秩序に震える

ガードマンが
パリピをシャットアウト！
一部の人しか
心室側に通さない

絶対的不整脈

パリピのせいで
基線が揺れる

f波
（細動波）

f波
（細動波）

RR間隔不整

ガードマンの
チェックも
完璧じゃない

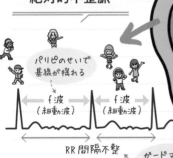

パリピたちが基線の揺れ
（f波）として出現。RR間
隔が不整なのも特徴。

心房細動の Point

☑ P波がなく、f波がある（V₁でよく見える）
☑ 心房の刺激は、房室結節で間引かれる
☑ RR間隔が不整になる

✓ 突然の心房細動＆粗動は、すぐ医師に報告を

心電図ではまずP波を見ます。なのに、なぜかP波が見当たらない……！
疑うべきは、「心房細動（AF）」「心房粗動（AFL）」です。

原因は、心房内で生じた異常興奮がグルグル回り続ける「リエントリー」。
小さなリエントリーがたくさん生じるのがAF、大きなリエントリーが1つ
生じるのがAFLです。どちらも心房がガタガタ動き、心室への刺激伝導が
阻害されている異常な状態。心室のバックアップ機能で循環を保っていま
す。突然発症のときは医師に相談し、指示を仰ぎましょう。

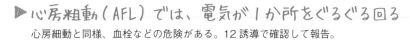

▶ 心房粗動（AFL）では、電気が1か所をぐるぐる回る

心房細動と同様、血栓などの危険がある。12誘導で確認して報告。

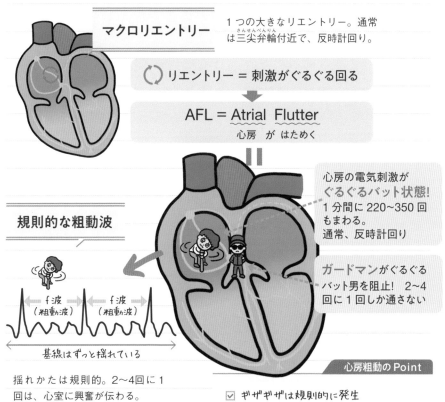

マクロリエントリー

1つの大きなリエントリー。通常は三尖弁輪（さんせんべんりん）付近で、反時計回り。

◯ リエントリー ＝ 刺激がぐるぐる回る

AFL ＝ Atrial Flutter
心房　が　はためく

心房の電気刺激が
ぐるぐるバット状態！
1分間に220～350回
もまわる。
通常、反時計回り

**ガードマンがぐるぐる
バット男を阻止！** 2～4
回に1回しか通さない

規則的な粗動波

f波
（粗動波）　f波
（粗動波）

基線はずっと揺れている

揺れかたは規則的。2～4回に1
回は、心室に興奮が伝わる。

心房粗動のPoint

☑ ギザギザは規則的に発生
☑ 基線は揺れている
　⇒水平に走る「等電位線」がない

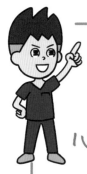

I 心電図 ➡ 不整脈 ❸

房室ブロックは、心房-心室間の電車トラブル

✔ I度はただの遅延。II度以上は電車が運休

　房室ブロックは心房と心室のあいだのトラブル。電車の遅延程度なのか、運行休止なのかなどでI～III度に分類されます。I度なら遅延はあるものの、心室に刺激が伝わっています。II度はときどき電車が来なくなる状態。心房-ヒス束間のトラブルなら「ウェンケバッハ型」、それより下のトラブルなら「モビッツII型」です。III度は完全な運行休止で、完全房室ブロックとよばれます。III度の房室ブロックは、心室のバックアップ機能（補充収縮）で拍動しているものの、ペースメーカーでの治療が必要です。モビッツII型はIII度への移行リスクがあるため、同じくペースメーカーを使います。

▶交通トラブルで、電気が心室に行けなくなる

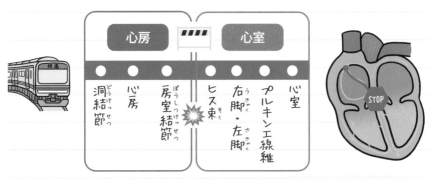

心房-心室間でトラブル発生！　心室に正常に電気を届けられない。

▶電車が来るのか来ないのか。それが問題！

ちょっと遅れても来るならいいが、来ないならペースメーカーで治療。

Ⅰ度 房室ブロック

電車の遅れがPQ間隔延長として現れるが、QRS波は必ず来る。

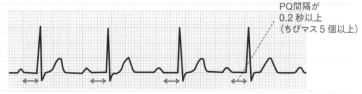

PQ間隔が
0.2秒以上
（ちびマス5個以上）

トラブルで遅延。
でも必ず
電車が来る！

心電図線	刺激伝導系	心室方面
種別	時刻	行先	遅れ
←快速	18：45	心室	遅れ 0.2 秒

Ⅱ度 房室ブロック

ウェンケバッハ型では、PQ間隔が徐々に伸びるという前ぶれあり。モビッツⅡ型ではQRS波が突然来なくなる。

ときどき運休
してしまう！

ウェンケバッハ型

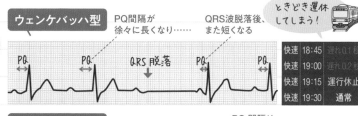

PQ間隔が
徐々に長くなり……

QRS波脱落後、
また短くなる

快速	18：45	遅れ 0.1 秒
快速	19：00	遅れ 0.2 秒
快速	19：15	運行休止
快速	19：30	通常

モビッツⅡ型

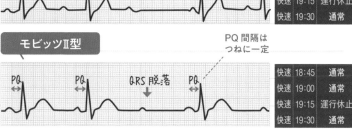

PQ 間隔は
つねに一定

快速	18：45	通常
快速	19：00	通常
快速	19：15	運行休止
快速	19：30	通常

Ⅲ度 房室ブロック

心房‐心室間の伝導が完全に途絶え、P波とQRS波がバラバラに現れる。心室は補充収縮で動いているだけ。

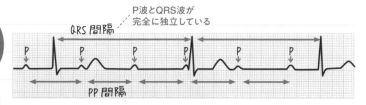

P波とQRS波が
完全に独立している

QRS 間隔

PP 間隔

いくら待っても
電車が来ない！

心電図線	刺激伝導系	心室方面
種別	時刻	行先	遅れ
←快速	18：45	心室	運行休止
←快速	19：00	心室	運行休止
←快速	19：15	心室	運行休止
←快速	19：30	心室	運行休止

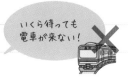

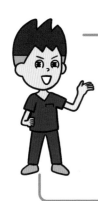

致死性不整脈は4つ。どれも初動が肝心！

▶ 1発目の対応とセットで、頭に入れておこう

左の2つではすぐ除細動器を、右の2つではアドレナリンを用意。

除細動の適応　**VF（心室細動）**　すべてに規則性がない連続波 ＝ 心室がガタガタ震えている状態

無秩序な電気刺激で心室がガタガタ震えているだけ。形は多様で、もっと細かいことも。

Point ノイズとの鑑別も重要

細かいときほどノイズかどうか迷う。SpO₂の波形を見てみよう。

pulseless VT（脈ナシ VT）　PVCがいくつも重なった波形

↓ 30秒未満　　　　　↓ 30秒以上

NSVT（non-sustained VT）　　**SVT（sustained VT）**

循環をチェック！

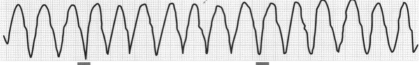

呼吸の確認
意識の確認
頸動脈触知

PVC（→ P144）が連なる波形。左の3評価で循環が保たれているか見る。

☑ **この形を知らずにいると、手遅れになってしまう**

致死性不整脈は、下の4つの不整脈。「これが出たらやばい！」という波形の認識なしには適切に対応できません。初動の速さが命を救います。

4つの違いを除細動の適応から見てみましょう。心室細動と脈ナシVT（心室頻拍）は除細動の適応です。無脈性電気活動と心静止では、除細動ではなくアドレナリン投与が必要です。

VTの異常波形とノイズ（アーチファクト）の判断がつかないときは、SpO_2の波形（脈波）を確認。脈波がちゃんと出ていればノイズです。

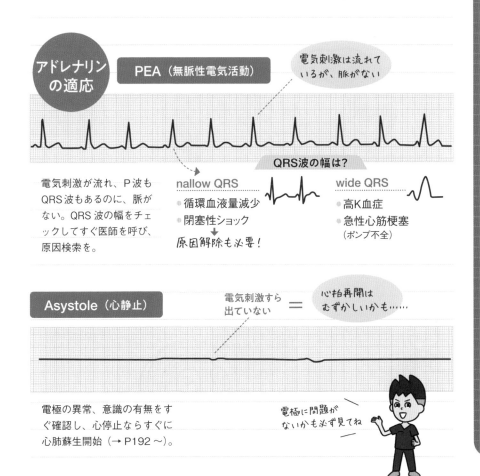

アドレナリンの適応

PEA（無脈性電気活動）

電気刺激は流れているが、脈がない

電気刺激が流れ、P波もQRS波もあるのに、脈がない。QRS波の幅をチェックしてすぐ医師を呼び、原因検索を。

QRS波の幅は？

nallow QRS
- 循環血液量減少
- 閉塞性ショック

→ 原因解除も必要！

wide QRS
- 高K血症
- 急性心筋梗塞（ポンプ不全）

Asystole（心静止）

電気刺激すら出ていない ＝ 心拍再開はむずかしいかも……

電極の異常、意識の有無をすぐ確認し、心停止ならすぐに心肺蘇生開始（→ P192〜）。

電極に問題がないかも必ず見てね

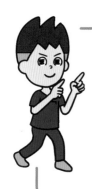

必要な酸素を届け、組織の酸素不足を防ぐ

▶低酸素になると、臓器不全に陥ってしまう

「酸素が足りないから酸素を与えます」では、禅問答。酸素投与の目的をまず理解しよう。

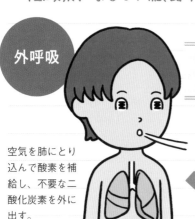

外呼吸

換気
（外気との
ガス交換）

空気を肺にとり込んで酸素を補給し、不要な二酸化炭素を外に出す。

**肺での
ガス交換**

肺胞内の酸素を血液中の赤血球に渡し、血液から二酸化炭素を受け取る。

これが呼吸の目的やで！

内呼吸

**細胞との
ガス交換**

血液が全身に向かい、組織の細胞に酸素を供給。これで細胞が働ける。

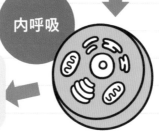

細胞に酸素が届くことで、全身の臓器が正常に働ける

✔ 必要な酸素の量は、フィジカルアセスメントで判断

「この患者さん、どうして酸素療法が必要なの？」と先輩に聞かれて正しく答えられるでしょうか。「SpO_2が低いから」では不十分。目的は数値の改善じゃありません。「なぜ酸素が足りないか」「足りないとどうなるか」が問題です。全身の臓器は、内呼吸で酸素を受け取ることで機能します。細胞を元気に働かせ、臓器障害を防ぐのが酸素療法の目的です。

多く流せば元気になるわけでもありません。必要な酸素投与量は状況によって違います。呼吸困難感、呼吸数、呼吸様式などを評価し、至適SpO_2値を考えます（→P62）。下図のような高濃度酸素の弊害もあります。ただしCO_2ナルコーシスをおそれ、低酸素血症にしてしまうのはもっと問題です。その意味でも、状態にあわせた至適SpO_2値を考えることが大事です。

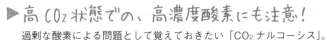

▶ 高 CO_2 状態での、高濃度酸素にも注意！

過剰な酸素による問題として覚えておきたい「CO_2ナルコーシス」。

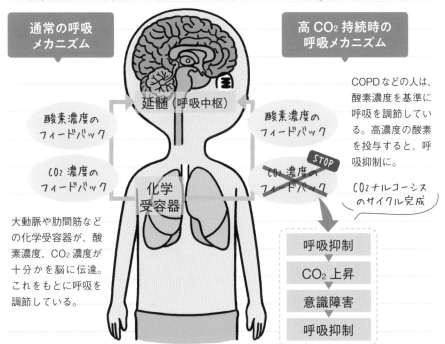

通常の呼吸メカニズム

高 CO_2 持続時の呼吸メカニズム

延髄（呼吸中枢）

酸素濃度のフィードバック

CO_2濃度のフィードバック

化学受容器

酸素濃度のフィードバック

CO_2濃度のフィードバック STOP

大動脈や肋間筋などの化学受容器が、酸素濃度、CO_2濃度が十分かを脳に伝達。これをもとに呼吸を調節している。

COPDなどの人は、酸素濃度を基準に呼吸を調節している。高濃度の酸素を投与すると、呼吸抑制に。

CO_2ナルコーシスのサイクル完成

呼吸抑制

CO_2 上昇

意識障害

呼吸抑制

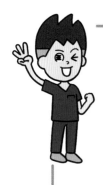

基本デバイスは3種類。快適性も考えて選ぶ

✔ 必要な酸素量に応じて、デバイスを使い分ける

酸素療法の目的は、全身の細胞を元気にして臓器障害を防ぐこと。PaO_2 ≦60Torr なら呼吸不全で、SpO_2 を指標とするときは SpO_2 ≦90％が基準です。これを補正するのにどれだけの酸素を流せばいいかを考えます。患者さんの呼吸に左右されず、厳密に管理したいときは、高流量システム（ハイフローセラピー）の適応です（→P162～）。

低流量システムで使うデバイスは、おもに3つ。右下の表のように、設定可能な酸素濃度が違います。これをもとに選択しますが、生活への影響という視点も忘れずに。その意味でも、会話も食事もできる鼻カニュラが広く使われています。一方で、口呼吸の患者さんでは効果が薄れてしまうというデメリットも。最近では右の3つのほか、マスクの左右を大きく開け、会話や飲水をしやすくした「開放型酸素マスク」も登場しています。

▶ 酸素療法には、「低流量システム」「高流量システム」がある

低流量システム

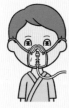

酸素の供給量が
1回換気量より少ない

患者さんの1回換気量以下の酸素を供給する。足りない分は鼻のまわりの空気を吸って補う。

高流量システム

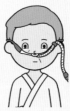

F_IO_2 の厳密な管理が
必要なときに

1回換気量以上の酸素を供給。呼吸パターンに左右されず、吸入酸素濃度（F_IO_2）を一定に保てる。

▶デバイスごとに、必要な酸素流量が決められている

鼻カニュラ

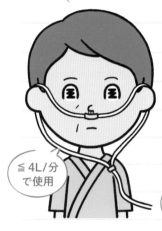

≦4L/分
で使用

5～6Lまで可能だが、4L/分程度で使うことが多い。利便性ではベスト。

簡易酸素マスク

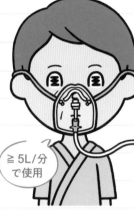

≧5L/分
で使用

呼気ガスの再吸入を防ぐため、5L/分以上での供給が推奨されている。

リザーバー付きマスク

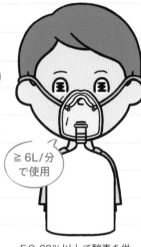

≧6L/分
で使用

$F_IO_2$60%以上で酸素を供給したいときに。再吸入を防ぐため、6L/分以上で。

デバイスごとの
F_IO_2のめやす

供給したい濃度にあわせて流量を設定。投与後に評価を（→ P156）。

酸素流量 （L/分）	F_IO_2（吸入酸素濃度）（%）		
	鼻カニュラ	酸素マスク	リザーバー付きマスク
1	24		
2	28		
3	32		
4	36		
5	40	40	
6		50	60
7		60	70
8			80
9			90
10			90～

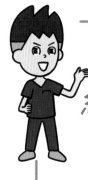

組織に酸素が届いているか、S/F比で見てみよう

▶ ICUでは P/F 比、一般病棟では S/F比を使用

血液が十分に酸素化され、組織に必要な酸素を届けられるかの指標。

血ガス結果があるとき

P/F 比

$$PaO_2 \div F_IO_2 = P/F比$$
(動脈血酸素分圧) (吸入酸素濃度) (P/F ratio)

PaO₂をF₁O₂で割る。表は ARDS の評価用だが、ほかの場合も有用。

\ 重症度の把握に使える /

重症度分類	Mild（軽症）	Moderate（中等度）	Severe（重症）
PaO₂/F₁O₂ 比 （陽圧条件）	200 < P/F比≦ 300 (PEEP or CPAP ≧ 5cmH₂O)	100 < P/F比≦ 200 (PEEP ≧ 5cmH₂O)	≦ 100 (PEEP ≧ 5cmH₂O)

（「Acute respiratory distress syndrome：The Berlin definition.」The ARDS Definition
Task Force， JAMA vol.307(23)：2526-2533，2012 より作成）

P/F比
活用術

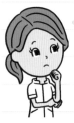

人工呼吸器装着中の患者さん。
F₁O₂ 下げられそうだけど、どのくらい下げようかな？

↓

設定変更後の、 PaO₂ の予測が必要

↓

P/F 比に、変更したい F₁O₂ をかけ算

P/F比 200 × F₁O₂ 0.6 = [PaO₂ 120]

P/F比 200 × F₁O₂ 0.4 = [PaO₂ 80]

これが変更後の予測値

F₁O₂ を下げてもよさそうなときに、変更後の予測値を算出して決める。

高濃度酸素には弊害もある。
できるだけ早く 60%以下に！

✅「酸素投与してるから大丈夫」とは、思わないで

ほかの処置やケアと同様、酸素療法後も評価が必要です。全身管理を要する重症患者さんであれば、PaO_2（動脈血酸素分圧）と F_IO_2（吸入酸素濃度）の比「P/F比」が指標です。ただ病棟患者さんのほとんどはＡラインを入れていません。そのためだけの動脈血採血は、いらぬ侵襲を与えることに。そこで役立つのが、SpO_2 を代わりに使う「S/F比」です。ARDS（急性呼吸促迫症候群）の評価では、P/F比と有意差がなかったという研究もあり、急変予測への活用を勧める流れもあります。

血ガス結果がないとき

S/F 比

$$SpO_2 \div F_IO_2 = S/F比$$

（経皮的ヘモグロビン酸素飽和度） （吸入酸素濃度） （S/F ratio）

S/F比
活用術

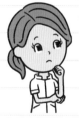

簡易酸素マスクで 6 L／分の酸素投与中の患者さん。
F_IO_2 は 0.5。酸素化は十分なのかな？

⬇

SpO_2 94 ÷ F_IO_2 0.5 = S/F比 188

⬇

十分な酸素化ができているか、P/F比の表をもとに重症度を評価する。

＼ 重症度は？ ／

重症度分類	Mild（軽症）	Moderate（中等度）	Severe（重症）
PaO_2/FiO_2 比 （陽圧条件）	200 < P/F比≦ 300 （PEEP or CPAP ≧ 5cmH_2O）	100 < P/F比≦ 200 （PEEP ≧ 5cmH_2O）	≦ 100 （PEEP ≧ 5cmH_2O）

ココに該当！

S/F比の
限界

⚠ SpO_2 は不安定
循環の影響を受けやすく、PaO_2 を正確に反映できていないことも。

⚠ 低流量システムの F_IO_2 は不安定
口呼吸か鼻呼吸かの呼吸様式の違いで、酸素濃度が変動してしまう。

200 以下は、
「酸素化悪いなー」
と考えていい

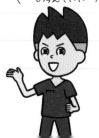

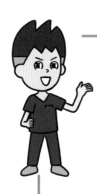

鼻カニュラ装着時の苦痛、効果低減に注意して

▶漫然とつけていると、苦痛なうえに効果も得られない

粘膜損傷などのトラブルがないか、適切に使えているか見る。

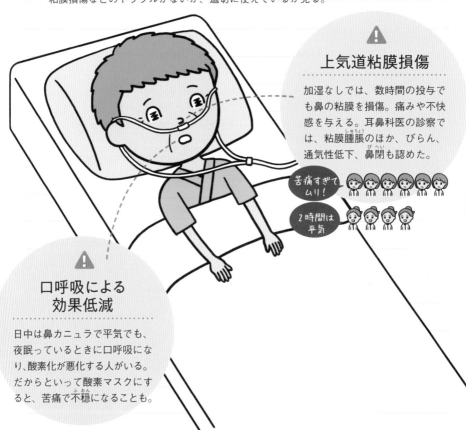

⚠ 上気道粘膜損傷

加湿なしでは、数時間の投与でも鼻の粘膜を損傷。痛みや不快感を与える。耳鼻科医の診察では、粘膜腫脹のほか、びらん、通気性低下、鼻閉(びへい)も認めた。

苦痛すぎてムリ!

2時間は平気

⚠ 口呼吸による効果低減

日中は鼻カニュラで平気でも、夜眠っているときに口呼吸になり、酸素化が悪化する人がいる。だからといって酸素マスクにすると、苦痛で不穏(ふおん)になることも。

☑「加湿しなくて平気」と、ガイドラインは言うけれど……

　多くの患者さんに使用している鼻カニュラですが、自分でつけたことはありますか？　3L/分程度の流量でもすごい苦痛。健康な人を対象とした実験でも、2時間つけられたのは10人中4人だけでした。ガイドラインでは3〜4Lまでは加湿不要とされますが、数値が実情にあっていないのかもしれません。これを解消するには、上にマスクをつける小技が役立ちます。

　なお、口呼吸だからといって、カニュラを口にあてるのはナシ。一度鼻に入れたものを口にあてるのは、倫理的にいかがなものかと思います。

▶「鼻カニュラ＋サージカルマスク」の小技で改善！

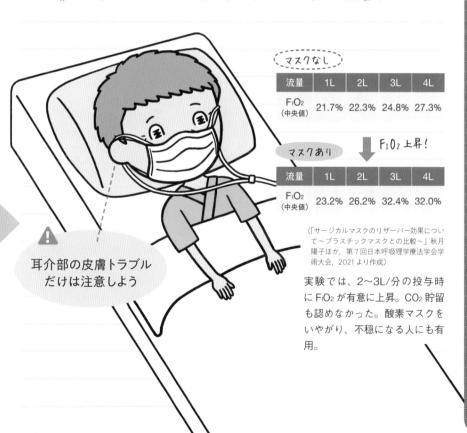

耳介部の皮膚トラブル
だけは注意しよう

マスクなし

流量	1L	2L	3L	4L
FiO₂ （中央値）	21.7%	22.3%	24.8%	27.3%

FiO₂上昇！

マスクあり

流量	1L	2L	3L	4L
FiO₂ （中央値）	23.2%	26.2%	32.4%	32.0%

（「サージカルマスクのリザーバー効果について〜プラスチックマスクとの比較〜」秋月陽子ほか，第7回日本呼吸理学療法学会学術大会，2021より作成）

実験では、2〜3L/分の投与時にFiO₂が有意に上昇。CO₂貯留も認めなかった。酸素マスクをいやがり、不穏になる人にも有用。

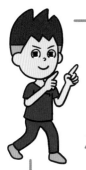

酸素ボンベは安全第一。残量チェックも忘れずに！

▶医療ガスの取り扱いは、つねにルールを徹底して

ボンベの規格

よく使うのは3.4Lタイプ。大容量をどれだけ圧縮してるかにも注目！

中央配管が使えない異常事態にも備え、基礎知識をつけておきたい。

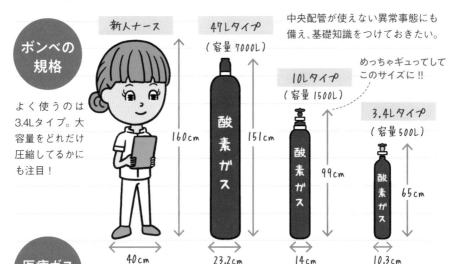

新人ナース 160cm 40cm

47Lタイプ（容量7000L） 151cm 23.2cm

10Lタイプ（容量1500L） 99cm 14cm

めっちゃギュってしてこのサイズに‼

3.4Lタイプ（容量500L） 65cm 10.3cm

医療ガスの種類

取り違えを防ぐため、共通規格で色が決められている。

医療ガスの種類	配管の色（JIS T 7101）	ボンベの色（高圧ガス保安法）
酸素	緑	黒色
亜酸化窒素	青	ねずみ色
二酸化炭素	だいだい	緑色
治療用空気	黄	ねずみ色
窒素	灰	ねずみ色
吸引	黒	—

（「医療機器安全管理業務における医療ガス及び電波の利用に関する指針」医療機器管理業務検討委員会編、公益社団法人日本臨床工学技士会、2018 より引用）

酸素ボンベの使用法

以下の例のように病院ごとの規定があるので、確認を。

1 酸素ボンベの材料が 5MPa または 50 kgf/cm² 以上あることを確認

2 酸素流量計のつまみを開き、圧力計が 0 になるまで酸素を放出する

3 所定のボンベラックに収納する。床への直置きや、横に寝かせての保管は禁止

✓ やっと始まったCT検査……大変、酸素が切れた!?

日々扱っている酸素ボンベですが、残量計算を正しくできますか？ CT 検査の移動時などに、「大丈夫そうかな」と安易に判断するのは危険です。検査室前で待たされることだってありえますね。エレベーターがなかなか来ないなどの事態もあり、切れてしまったら一大事です。

残量計算のしかたとともに、医療ガスの取り扱いの基本もあらためておさらいしておきましょう。いつ使うかわからない難解な知識を蓄えるより、患者さんの安全のためにはるかに役立ちます。

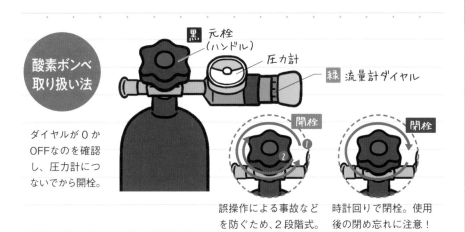

酸素ボンベ取り扱い法

黒 元栓（ハンドル）

圧力計

緑 流量計ダイヤル

ダイヤルが0かOFFなのを確認し、圧力計につないでから開栓。

開栓　誤操作による事故などを防ぐため、2段階式。

閉栓　時計回りで閉栓。使用後の閉め忘れに注意！

酸素ボンベの残量チェック

酸素残量の計算式

ボンベの容積		圧力計の値		固定値		安全係数		酸素残量
L	×	MPa	×	10	×	0.8	=	L

酸素残量の計算式

容積と圧力計の値から計算できる。メーカーの早見表も便利。

例

ボンベの容積		圧力計の値		固定値		安全係数		酸素残量
3.4 L	×	10 MPa	×	10	×	0.8	=	272 L

⬇

〈酸素マスク5L/分で流す場合〉

272L ÷ 5L/分 ≒ 54 分

〈酸素マスク10L/分で流す場合〉

272L ÷ 10L/分 ≒ 27 分

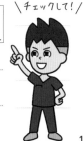

検査室行く前もチェックして！

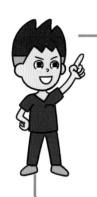

高濃度の酸素を一定量で供給できる

▶低流量システムでは、なんでダメなの?

呼吸状態が不安定な人などには、低流量システムは適さない。

呼吸の基本原理

「人は500mLの空気を1秒間で吸い込む」と仮定する

低流量システムの場合

そのへんの空気の約8割は酸素以外の気体。酸素濃度が十分上がらず、変動も大きい。

例 鼻カニュラで3L/分の酸素投与
↓
1分間に3L(3000mL)
↓
1秒間に50mL
↓
500mL吸うはずが、450mL足りない!?

500mLの内訳

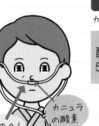

カニュラの酸素

そのへんの空気(空気の21%は酸素)

酸素 50mL	空気中の酸素 100mL	酸素以外(窒素とか) 350mL

⬇

500mLのうち酸素が150mL=酸素濃度は30%。
でも息を吸う量が一定じゃないと、酸素濃度が変動する

(空気と酸素濃度の割合が変わるため)

呼吸状態が不安定な人ほど、呼気努力などによって
換気量が安定しない。意図どおりの酸素濃度にするのは困難!

☑ 呼吸が不安定な人は、低流量システムでは不十分

高流量システムは、高流量で酸素を流すしくみです。ハイフローセラピーともよばれ、ネーザルハイフロー® の商品名でピンとくる人もいるのでは？　インスピロン® やベンチュリーマスクも、その仲間です。

30L/分以上で投与できるのが低流量システムとの違いです。人の1秒間の吸気量は約500mLですが、低流量システムでは全然足りず、そのへんの空気を吸ってまかないます。そのへんの空気の約8割は酸素以外の気体。しかも呼吸状態が不安定な人では、1回に吸う量も安定しません。酸素濃度を意図どおりに保つことはできないんです。高流量システムの場合は、500mLの吸気量すべてをまかなえます。割合がコントロールされた空気ですから、どのタイミングで吸っても大丈夫。呼吸状態が不安定な人に、高流量システムが勧められるのはそのためです。

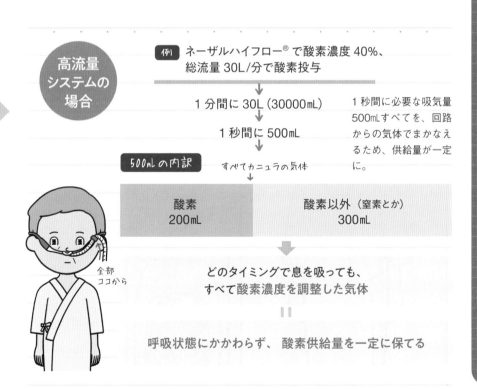

高流量
システムの
場合

例 ネーザルハイフロー® で酸素濃度 40%、
総流量 30L/分で酸素投与

1分間に 30L（30000mL）

1秒間に 500mL

1秒間に必要な吸気量
500mLすべてを、回路
からの気体でまかなえ
るため、供給量が一定
に。

500mLの内訳

すべてカニュラの気体

酸素 200mL	酸素以外（窒素とか） 300mL

全部
ココから

どのタイミングで息を吸っても、
すべて酸素濃度を調整した気体

＝

呼吸状態にかかわらず、酸素供給量を一定に保てる

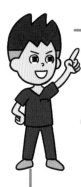

III ハイフローセラピーのしくみ

高濃度酸素を投与しながら食事や会話ができる

▶空気と酸素をブレンドし、一定濃度で投与する

機器内で一定濃度に調整した空気を回路から供給。圧縮空気につなぐタイプも。

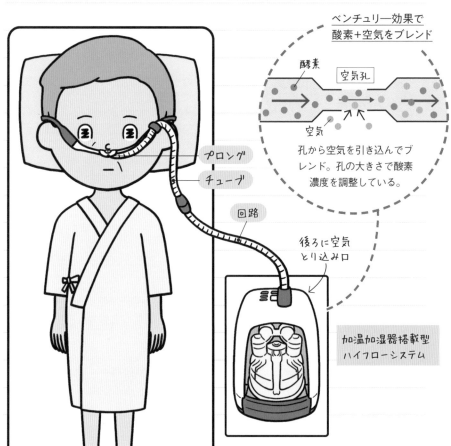

ベンチュリー効果で
酸素+空気をブレンド

酸素
空気孔
空気

孔から空気を引き込んでブレンド。孔の大きさで酸素濃度を調整している。

プロング
チューブ
回路

後ろに空気
とり込み口

加温加湿器搭載型
ハイフローシステム

▶高濃度酸素投与のほか、付加価値的なメリットも

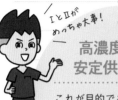

ⅠとⅡが
めっちゃ大事！

Ⅰ
高濃度酸素を
安定供給できる

これが目的であり、大きなメリット。30L/分以上に設定することで一定濃度で供給。$F_IO_2$100%まで可能（ただし機器によっては60%程度まで）。

Ⅱ
加温・加湿が
十分にできる

加温加湿器付きで、高流量でも気道にやさしく粘膜を損傷しにくい。通常は37℃に設定し、患者さんの訴えがあれば下げる。蒸留水の残量に注意。

Ⅲ
解剖学的死腔の
洗い出し効果がある

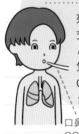

死腔は、気道のうちガス交換に関与しない口鼻腔と気管のこと。高流量の気流で、ここにたまったCO_2を洗い出す「ウォッシュアウト効果」がある。

口鼻腔と気道の
CO_2を排出

Ⅳ
PEEP様効果が
少しだけある

オマケ程度！

PEEP（呼気終末陽圧）は、高い圧で虚脱した肺胞をふくらませる効果。口を閉じることで、2〜4cmH2O程度のPEEPを付加できる。

| 30L/分 |
| 1.93 ± 1.25cmH2O |
| 40L/分 |
| 2.58 ± 1.54cmH2O |
| 50L/分 |
| 3.31 ± 1.05cmH2O |

（「The effects of flow on airway pressure during nasal high-flow oxygen therapy.」Parke RL, Eccleston ML & McGuinness SP, Respiratory Care vol.56（8）：1151-1155, 2011より引用）

☑有用性の高い機器。でも過信は禁物!!

　ハイフローセラピーのメリットは、気道粘膜を傷めることなく、安定的な酸素供給ができること。上記Ⅰ、Ⅱの効果です。さらに食事や会話ができることも、患者さんの快適性と回復のために大事な点です。

　Ⅲ、Ⅳに関してはあくまで付加価値的なものと考えて。CO_2の貯留や肺胞の虚脱をちゃんと改善したいなら、ハイフローセラピーでは足りません。NPPVに移行するタイミングが遅れないよう注意しましょう。

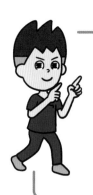

皮膚トラブルのほか、動きやすさにも配慮して

▶日々の看護では、5つのポイントを徹底しよう

観察はもちろんのこと、使っていて不快に感じないかを患者さんに聞いてみよう。

1

サイズの選択

鼻の孔が 50%埋まるのが、適切なサイズ

成人用は S、M、L。基準は鼻孔の 50%が埋まる程度。大きすぎると鼻から息を吐けず、鼻孔の皮膚トラブルも増える。

3

回路の調整

機器側につけかえて、ネックレス状態を回避

回路が首まわりでじゃらじゃらしていない？ じゃまにならない側に持ってきて、プロングに接続し直す。

2

皮膚トラブルの予防

ストラップを締めすぎず、保護剤で皮膚を守る

ヘッドストラップがきつくないかをよく見て。あたる部分には保護剤を貼り、こまめに指を入れて除圧する。

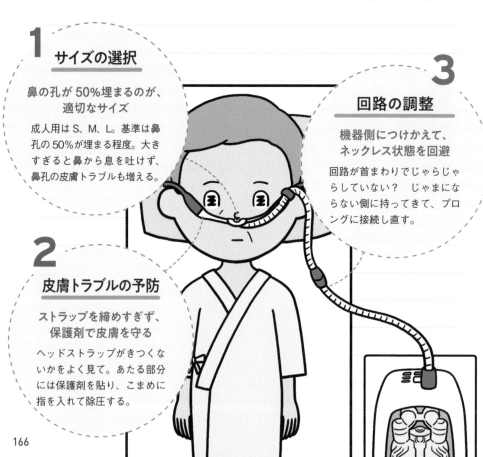

✓ メリットは多いけど、万能アイテムではない

メリットが大きい治療法であり、ハイフローセラピーはどの病棟でもよく使われます。ただ適切に使えていないと、患者さんの苦痛や皮膚トラブルなどの原因に。正しい使いかたをおさらいしておきましょう。

まずは鼻に入れるプロングのサイズです。大きめだと息を吐きにくく、苦痛に感じます。導入時にきちんとフィッティングしましょう。粘膜損傷の予防にもなります。チューブが皮膚にあたる部分はMDRPU（→P132）の原因に。ストラップがほどよいフィット感となるよう調整したうえで、下に保護剤を貼っておきます。

日々の観察で気をつけたいのが、誤嚥（ごえん）の徴候です。食事ができるのは大きなメリットですが、強い気流で誤嚥のリスクが高まります。唾液を誤嚥する可能性も。装着時に咳き込んでいないかよく見ておきましょう。

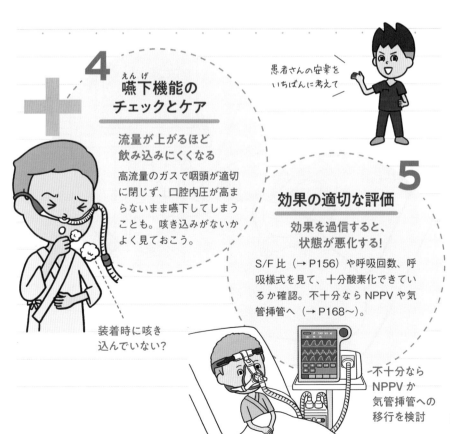

4

**嚥下機能の（えんげ）
チェックとケア**

流量が上がるほど
飲み込みにくくなる

高流量のガスで咽頭が適切に閉じず、口腔内圧が高まらないまま嚥下してしまうことも。咳き込みがないかよく見ておこう。

装着時に咳き
込んでいない?

患者さんの安楽を
いちばんに考えて

5

効果の適切な評価

効果を過信すると、
状態が悪化する!

S/F比（→P156）や呼吸回数、呼吸様式を見て、十分酸素化できているか確認。不十分ならNPPVや気管挿管へ（→P168～）。

不十分なら
NPPVか
気管挿管への
移行を検討

167

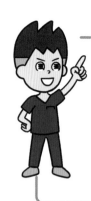

気管挿管することなく、換気を補助できる

▶気管挿管に比べ、侵襲が小さいのがメリット

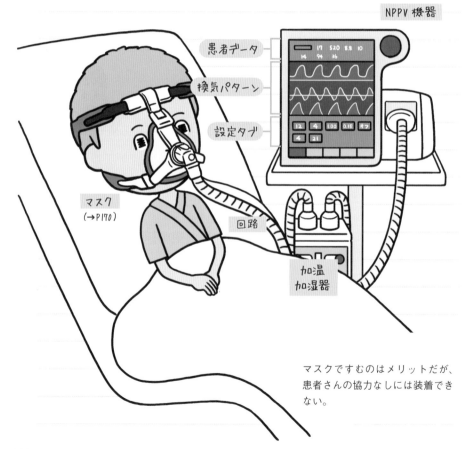

NPPV機器

患者データ

換気パターン

設定タブ

マスク
（→P170）

回路

加温
加湿器

マスクですむのはメリットだが、
患者さんの協力なしには装着でき
ない。

☑ 意識はしっかりしているが、換気が不十分な人に

　NPPVは別名、非侵襲的陽圧換気。何やらむずかしそうですが、「非侵襲的」は、気管挿管しなくてすむということ。「陽圧換気」は、陽圧をかけて呼吸を補助するという意味です。挿管せずにすむのは大きなメリットですが、適応を考えて使うことが大事。マスク装着に協力してもらわなくてはならず、意識が清明であることが大前提です。循環動態も重要で、不安定ならP176〜の人工呼吸器下での管理が必要です。ただしCO_2ナルコーシスの場合は、意識障害があっても治療成功率が高く、よい適応となります。

▶適応と禁忌を理解して、使うべき人に使う

　ABCDのB（呼吸状態）だけの問題なら、よい適応といえる。

適応

☑ 意識が清明で、マスク装着に協力的
☑ 循環動態が安定している

＝

ABCDEの B のみに問題があるとき

Bのみの問題といえば、COPDの急性増悪時が代表的。NPPVガイドラインでもレベル1の推奨。

レベル1 推奨
● COPD急性増悪
● COPDの抜管およびウィーニング
● 心原性肺水腫
● 免疫不全患者

レベル2 推奨
● 挿管拒否
● COPDの市中肺炎
● 緩和手段としての終末期使用
● 術後呼吸不全の治療と予防
● 気管支喘息の急性増悪予防

禁忌 ✕

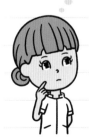

B以外の問題が
生じたら、
報告だな

⬭ 不穏で協力が得られない　⬭ 気道が確保できない
⬭ 循環動態が不安定　⬭ 痰が多く排出できない

＝

A 気管挿管と違い、気道トラブルに対応できない

C 循環動態が不安定なショック状態は、気管挿管の適応

D マスクを装着できないと、治療はおこなえない

A（気道）、C（循環）、D（意識）の問題があれば禁忌。NPPV使用中にこれらの問題が出てきたら、すぐ報告しよう。

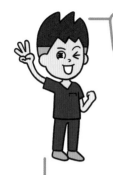

マスクはリークを許容し、やさしくつけて

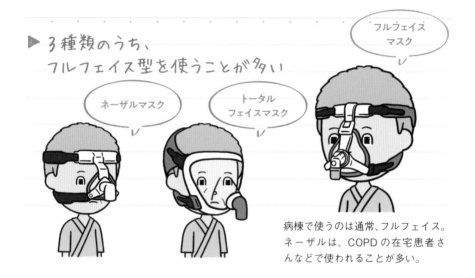

▶ 3種類のうち、フルフェイス型を使うことが多い

フルフェイスマスク

ネーザルマスク

トータルフェイスマスク

病棟で使うのは通常、フルフェイス。ネーザルは、COPDの在宅患者さんなどで使われることが多い。

✔️「リークは少なく、皮膚保護剤は多く」は誤解！

　マスクフィッティングは、NPPVの効果を左右する大事なプロセス。大きいとリーク（エア漏れ）が増え、小さいと皮膚損傷（MDRPU →P132）が起きます。そのため「リークは少なく、皮膚保護剤は多く」と考えるナースが多いのですが……、これが落とし穴。NPPVはリークを前提につくられていて、20〜60L/分は許容量なんです。リークを気にしてストラップをきつく締めたり、皮膚保護剤を貼りすぎるのは避けましょう。

　大切なのは、顔のサイズにあったマスクを選ぶこと。そしてストラップをできるだけやさしく締めて、リークの許容量に近づけることです。

▶ストラップをやさしく締め、リークの許容量に近づける

Ⅱ　アジャスターの角度調整

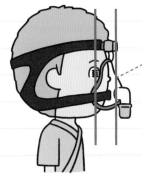

顔のラインと
平行に

たんに装着すると、顔のラインと平行にならない。額部（がくぶ）アジャスターで角度を調整する。

Ⅰ　適切なサイズ選択

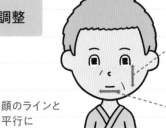

目尻～頤唇溝（いがいしんこう）（下顎（かがく）のくぼみ）の高さ

左右の唇の端を確実におおう幅

「とりあえずMで」という雑な選択はNG。
上図の基準で高さと幅があうものを。

Ⅲ　すき間を埋める工夫

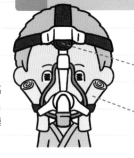

少しのすき間は
ガーゼで

大きなすき間は
タオルで

顔が小さかったり、頬がこけた高齢者では、すき間を埋める工夫を。とくに上方へのリークは眼瞼粘膜（がんけんねんまく）の乾燥をまねくので、確実に。

▶皮膚保護剤がぜったいいるのは「鼻根部」のみ

- メピレックス
- エスアイエイド
- デュオアクティブ
  - など

確実に必要な鼻根部（びこんぶ）に、左記のようなドレッシング材を貼り、あとは状態と施設のルールにあわせて追加。
貼りすぎはリークの増加や皮膚損傷につながるので注意。

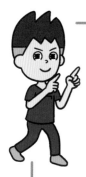

CPAP と S/T モード。これだけ覚えれば大丈夫！

▶ CPAP では、呼気時の圧だけコントロール

心原性肺水腫や気管支喘息がよい適応。換気は補助しない点に注意して。

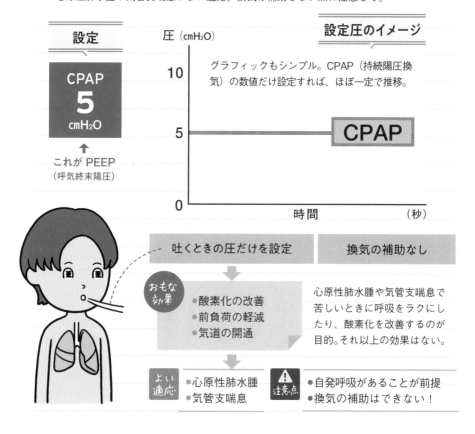

| 設定 | 圧（cmH₂O）のグラフ | 設定圧のイメージ |

設定

CPAP 5 cmH₂O

↑
これが PEEP
（呼気終末陽圧）

圧（cmH₂O）

グラフィックもシンプル。CPAP（持続陽圧換気）の数値だけ設定すれば、ほぼ一定で推移。

10

5 ──── CPAP

0

時間　　　　（秒）

吐くときの圧だけを設定 ／ 換気の補助なし

おもな効果
●酸素化の改善
●前負荷の軽減
●気道の開通

心原性肺水腫や気管支喘息で苦しいときに呼吸をラクにしたり、酸素化を改善するのが目的。それ以上の効果はない。

よい適応
●心原性肺水腫
●気管支喘息

注意点
●自発呼吸があることが前提
●換気の補助はできない！

✓ 吸気のみ助けるか、吸気も呼気も助けるかの違い

モードと聞くだけで、「ムリ〜」と思う人いませんか？　大丈夫、P176〜の人工呼吸器に比べればとてもシンプル。2つのモードを覚えれば十分です。

1つめは「CPAPモード」。PEEP（呼気終末陽圧）をかけるだけの単純なモードです。酸素化を改善したいとき、心臓の前負荷を減らしたいとき、気道を開通させたいときに使います。換気の補助はできません。

2つめは「S/Tモード」で、吸気時も呼気時も陽圧をかけ、換気をアシストします。COPD急性増悪時に使うのは、こっちのモードです。

▶ S/T モードでは、吸気も呼気もコントロール

吸気時と呼気時、両方でかける圧と回数を設定し、機械に換気してもらう。

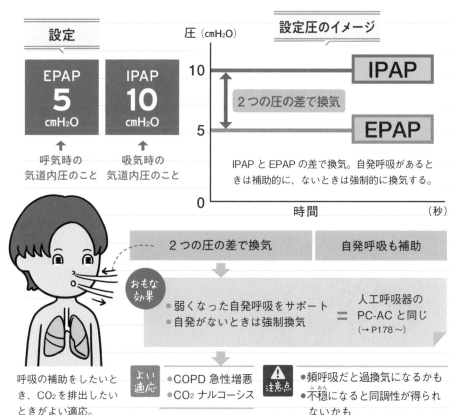

設定

EPAP	IPAP
5	**10**
cmH₂O	cmH₂O
↑	↑
呼気時の 気道内圧のこと	吸気時の 気道内圧のこと

設定圧のイメージ

圧（cmH$_2$O）

10　**IPAP**

2つの圧の差で換気

5　**EPAP**

0

時間　　　（秒）

IPAPとEPAPの差で換気。自発呼吸があるときは補助的に、ないときは強制的に換気する。

2つの圧の差で換気　　自発呼吸も補助

おもな効果
- 弱くなった自発呼吸をサポート
- 自発がないときは強制換気

＝ 人工呼吸器の PC-AC と同じ（→ P178〜）

呼吸の補助をしたいとき、CO$_2$を排出したいときがよい適応。

よい適応
- COPD 急性増悪
- CO$_2$ ナルコーシス

注意点
- 頻呼吸だと過換気になるかも
- 不穏（ふおん）になると同調性が得られないかも

苦痛を減らし、不穏を防ぐ。 ナースの腕の見せどころ！

✔ 自分で試してみると、どれほどの苦痛かよくわかる

「こんなものつけてたら、よけい息苦しいわ！ さっさと外してくれ！」とイラだつ患者さん。「でも……」とオロオロするナース。このやりとりをもう2000回は見た気がします。非侵襲的といっても、装着時の圧迫感は相当なもの。僕自身、10分もつけていられません。

　いかに不快感をとり除き、協力を得るか。NPPVの効果はナースの力量にかかっています。まずは相手の反応を見ながら説明し、不安を軽減しましょう。開始後もつけたり外したりと、様子を見ながら慣れてもらいます。

▶負のサイクルに一度入ると、なかなか抜け出せない

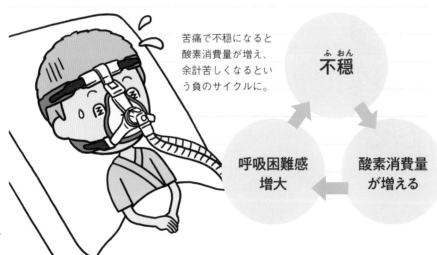

苦痛で不穏になると
酸素消費量が増え、
余計苦しくなるとい
う負のサイクルに。

不穏（ふおん）

酸素消費量
が増える

呼吸困難感
増大

▶ 3つの工夫で、NPPVの苦痛と不穏に対処

ほかにも手を握ってトントンとするなど、安心のためのケアを提供。

工夫1
装着前の説明

- ☑ なぜマスクをつける必要があるのか
- ☑ どんなマスクをつけるのか
- ☑ どのくらいの時間つけるのか
- ☑ つけたら、どんな違和感があるのか
- ☑ 途中で外すことはできるのか など

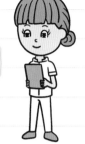

マスクを見せながら、患者さんが不安に感じそうなことを先に説明。

工夫2
ストラップ装着のタイミング

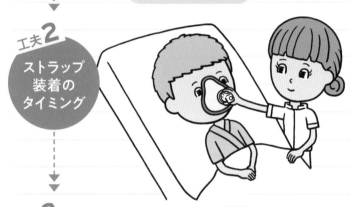

口にあてて徐々に慣らす。同調性が得られたらストラップを装着。しばらくはそばにいて。

工夫3
不穏の原因除去

- 不十分な鎮痛
- 同一体位の苦痛
- 口渇感（こうかつかん）
- 消化器症状（腹部膨満（ぼうまん）、嘔気）
- 現状認識の混乱 など

不穏をまねくこれらの要因を極力除去。ニードをとらえる力が大事。

鎮静中も、不快感の除去に努めて

それでも無理なら鎮静

突発的な不穏にはハロペリドール、持続鎮静にはデクスメデトミジン。必要時にかぎって使用し、鎮静スケールのRASSで−2〜0の浅い鎮静にとどめる。

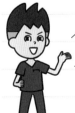

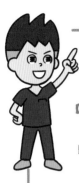

呼吸不全や意識障害などで呼吸がしんどいときに使う

▶ しくみ自体はシンプル。呼吸をサポートしている

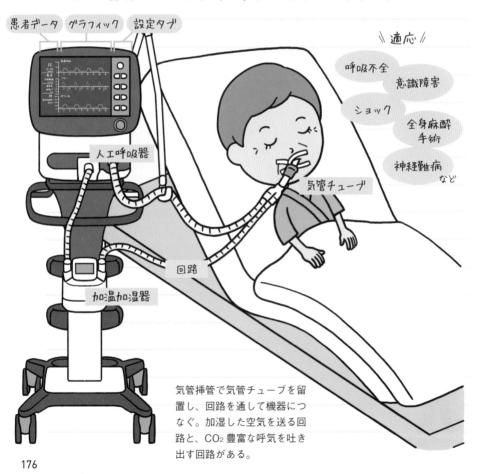

患者データ　グラフィック　設定タブ

人工呼吸器

加温加湿器

回路

気管チューブ

\\ 適応 //

呼吸不全

意識障害

ショック

全身麻酔手術

神経難病 など

気管挿管で気管チューブを留置し、回路を通して機器につなぐ。加湿した空気を送る回路と、CO_2豊富な呼気を吐き出す回路がある。

▶ 人工呼吸器はあくまでサポート。3つの視点で回復を促す

急性期で使う場合
は、一時的な使用。
長く使うほど肺を
傷めてしまう。

看護の目標 **1**

「どんな状態になったら 外せるか？」を考える

例 酸素化の数字がよくなったら？

意識がしっかりすれば？

血圧が安定すれば？

何が原因で外せないのかをつねに考え
て、必要なケアを。少しでも早く外す
ことが、患者さんの利益につながる。

もとの生活に
戻れるための
＼ サポートを！／

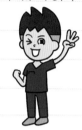

看護の目標 **2**

患者さんの安全を 確保する

例 電源や酸素
配管の接続

指示どおり
の設定

吸引による
気道浄化

チューブの
固定

患者さんを守るのは、いちばん近くに
いるナース。回路の外れや設定異常が
ないか、痰がたまってないかなどを確認。

看護の目標 **3**

外した後の生活に向けた ケアを提供

例 リハビリ

せん妄予防

嚥下訓練

セルフケア
能力の維持

人工呼吸器離脱ではなく、もとの生活
に戻ることがゴール。人工呼吸器装着
下でも、もちろんリハビリはできる。

✔ グラフィックの複雑さにばかり、気をとられていない？

　人工呼吸器にニガテ意識をもつ人は多いでしょう。それは複雑なグラフ
ィックのせいかも。まずは目的に立ち返り、シンプルに考えます。

　人工呼吸器を装着する目的は、呼吸を助けることです。適応は呼吸がし
んどいとき、うまくできないとき。病態でいうと呼吸不全、意識障害、シ
ョックなどです。治療効果のある機器ではなく、サポート機器であること
も忘れずに。その意味でも、いかに早く外せるかの視点が欠かせません。

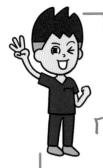

モードは3つ。 「強制」「自発」の違いだけ

▶ モードの違いは、呼吸の「お助け度」の違い

覚えるべきモードは3つで、いちばんよく使うのは A/C モード。

Ⅰ 自発か強制か?

自分でどこまで
頑張れそう?

高
お助け度
低

強制	自発
呼吸器が決めた換気 (圧や量、吸気時間、タイミング)	自分で息をしたときのサポート (プレッシャーサポート)

A/C (アシストコントロール)　強制換気
=呼吸は全部機械がおこなう

SIMV (同期式間欠的強制換気)　強制換気+自発呼吸補助
=たまには自分もがんばる

CPAP (持続陽圧換気)　自発呼吸補助
=全部自分でがんばる

お助け度が高いのが A/C。CPAP は自発呼吸があることが前提。SIMVはその中間。

Ⅱ 換気の決めかたは?

強制換気 ┬ 従圧式 **PC** (プレッシャーコントロール) = 圧を設定して換気
         └ 従量式 **VC** (ボリュームコントロール) = 量を設定して換気

自発呼吸補助 ── **PS** (プレッシャーサポート) = 圧を設定してサポート

強制換気では、圧を設定して一定にするか、量を設定して一定にするかの二択。自発呼吸補助は圧だけのサポート。

モードと組み合わせてみると……

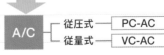

A/C ┬ 従圧式 ── PC-AC
    └ 従量式 ── VC-AC

SIMV ┬ 従圧式 ── PC-SIMV
     └ 従量式 ── VC-SIMV

＊機種により名称は異なる

☑ たくさんの専門用語にまどわされないために

人工呼吸器関連では専門用語がとびかいますね。その1つがモードです。どのモードで管理されているかによって、観察項目が違う部分もあります。まずは主要モードの目的となりたちを理解しましょう。

違いは呼吸のお助け度。お助け度がいちばん高いのはA/Cで、すべて機械による強制換気です。いちばん低いのはCPAPで、自発呼吸を補助するのが目的です。その中間がSIMV。基本は強制換気ですが、自発呼吸があるときはそれをサポートしてくれます。

▶ モードによって、設定する項目が変わる

何をどこまで補助するか決めるのが、モードの設定画面。

A/C の設定

自発呼吸がない人向けのモードで、強制換気のための4項目を設定。

PC-AC モード		
酸素濃度	PC	呼吸回数
40	20	12
PEEP	吸気時間	立ち上がり時間
8	1.0	0.2

強制換気 の項目だけ設定

⚠注意点
- 自発呼吸を感知すると、強制換気が作動する
- 頻呼吸だと過換気になる
- 鎮静が浅いと、ファイティングのリスクも

SIMV の設定

5項目を設定。強制換気をベースに、自発呼吸があればそれを補助。

PC-SIMV モード			PS
酸素濃度	PC	呼吸回数	10
40	20	12	
PEEP	吸気時間	立ち上がり時間	
8	1.0	0.2	

強制換気 と PS を設定

⚠注意点
- 駆動様式が少し複雑
→まずは自発呼吸と強制換気を見分けられるように!

CPAP の設定

自発呼吸があり、離脱まであと一歩の人に。設定するのはPSのみ。

CPAP モード	
酸素濃度	PS
30	8
PEEP	
5	

PS の項目だけ設定

⚠注意点
- 人工呼吸器離脱の一歩手前
↓
患者さんの呼吸様式に注目　努力様呼吸
呼吸補助筋の使用

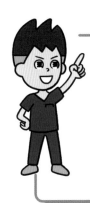

複雑そうなモニターも、まず見る項目は4つだけ！

▶ 4つの数値と、基本波形の見かたを覚える

モニターの数値では、下記の4つがわかればOK。

4つの評価項目

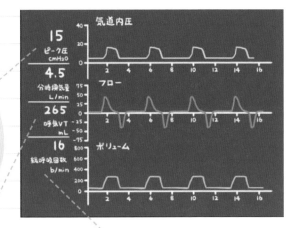

PIP Peak Inspiratory Pressure

最高気道内圧

正常な肺なら15cmH₂Oで十分。
>20は「高いな〜」と考えて

気道にかかるいちばん高い圧。高すぎると肺の負担に。ただし痰の貯留などでも上がる。

TV Tidal Volume

1回換気量

予測体重×6〜8mL

男 50+0.91×（身長−152.4）
女 45.4+0.91×（身長−152.4）

いちばん大事な項目。多すぎると肺の負担になるが、少なすぎると呼吸回数が増えてしまう。

MV Minute Volume

分時換気量

1回換気量×呼吸回数

TVと同じく、多すぎても少なすぎてもダメ。絶対値ではなく、CO₂を吐き出せているか考える。

RR Respiration Rate

呼吸回数

通常は10〜16回/分

いろんな要素で変動する。重症肺炎では16〜24回にするなど、病態によって設定のしかたも違う。

☑「気道内圧」「1回換気量」「分時換気量」「呼吸回数」をチェック

　毎日の管理で見るべき項目は4つです。大事なのがTV（1回換気量）。二酸化炭素を吐き出させ、換気を助けるという人工呼吸器の目的に直結しています。調整時に最初に変える項目でもあります。多すぎても少なすぎても負担になるので、$PaCO_2$を指標に適正値を検討。肺の大きさは体型に依存しにくいので、予測体重で考えることも知っておきましょう。

　PIP（最高気道内圧）も大事な項目。従圧式なら一定ですが、従量式では患者さんの状態によって変動します（下図参照）。

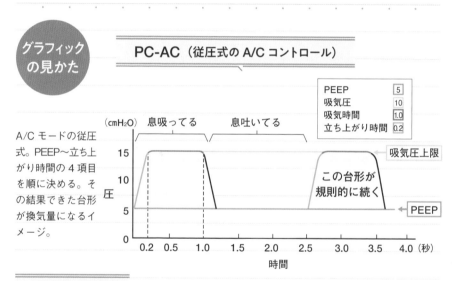

グラフィックの見かた

PC-AC（従圧式の A/C コントロール）

PEEP	5
吸気圧	10
吸気時間	1.0
立ち上がり時間	0.2

A/C モードの従圧式。PEEP〜立ち上がり時間の4項目を順に決める。その結果できた台形が換気量になるイメージ。

息吸ってる　息吐いてる

吸気圧上限

この台形が規則的に続く

PEEP

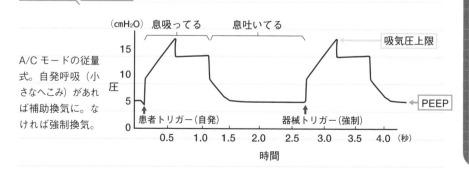

VC-AC の場合

A/C モードの従量式。自発呼吸（小さなへこみ）があれば補助換気に。なければ強制換気。

息吸ってる　息吐いてる

吸気圧上限

PEEP

患者トリガー（自発）　器械トリガー（強制）

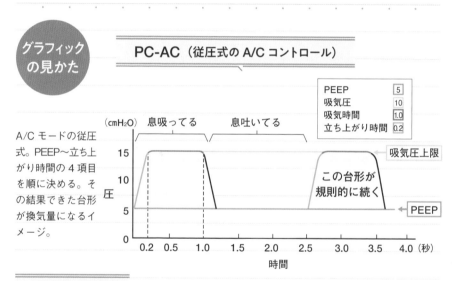

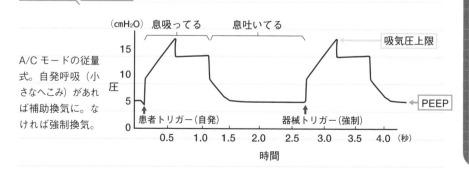

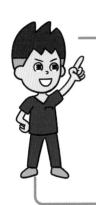

従圧式と従量式、アセスメントの違いに注意

✔ SpO₂ だけ見ていては、悪化してしまうこともある

「従圧式は台形のくり返しで、従量式は山っぽいやつでしょ」。最初はそのくらいの理解でOK。山っぽい波形が自発呼吸による補助換気か、自発呼吸がない場合の強制換気かわかるだけでも、1年目には大きな進歩です。

　それが理解できたら、観察ポイントを1つだけ。従圧式では、患者さんの状態変化で SpO_2 や CO_2 の値が変わります。でも従量式だと換気量は変わらないので、指標となる数値はそのまま。状態の変化を見逃す危険があります。SpO_2、CO_2 ではなく、PIP を指標に観察しましょう。

▶ 従圧式では、数値から患者さんの状態がわかる

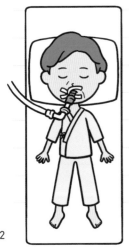

患者さんの状態が変化

TV ⬇	PIP ➡
換気量減少	気道内圧そのまま

状態が変化すると換気量が減る。結果として血中の酸素は減り、二酸化炭素が増えるため、SpO_2 から異変に気づける。

SpO2
88

SpO2 低下

CO2 増加

先輩、相談です！

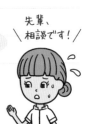

異常に気づいて対処できる

▶ 従量式では、SpO2やCO2が変動しないことも

換気量を一定に保つ設定のため、状態が悪くても換気が保たれてしまう。

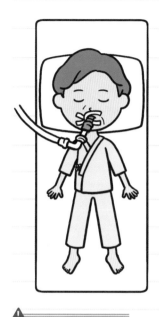

患者さんの状態が変化

TV ➡ 換気量そのまま　PIP↑ 気道内圧上昇

PIPが上がっていて「おや？」と思うものの、SpO2が高いままなので、つい様子見に。

SpO2
96

SpO2 変化なし

CO2 変化なし

なんとなく様子見してしまう

＝

従量式の闇

SpO2下がったら、相談しよ

⚠ ほんとにあった事例

設定換気量	最高気道内圧		設定換気量	最高気道内圧
500	15	➡	500	28

PIPの変化について担当者に聞くと、「酸素化も悪くないし気にならなかった」との回答が。

Lesson

従量式の管理では、気道内圧の変化に注目

肺の線維化？　無気肺？　鎮静浅い？

痰の貯留？　気道狭窄？　気胸かも？

ほうっておくと肺損傷のリスクが高まる。従量式では、PIPを見て管理するのが正解！

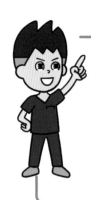

PEEPって何？
酸素化とセットで理解して

▶ PEEP で酸素化が改善し、肺も守られる

呼気時にも圧をかけると、肺を守りながら、効率よく使うことができる。

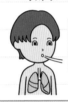

PEEP Positive End-Expiratory Pressure 呼気終末陽圧
＝息を吐いたときに、肺に残っている圧

PEEP の効果

患者さんの状態によって、必要な PEEP は変わってくる。

I 酸素化の改善

肺胞を均一にふくらませ、ガス交換の面積を増やす

呼吸時は元気な肺胞から順にふくらむ。PEEP をかけると状態の悪い肺胞もふくらみ、ガス交換の効率アップ。

PEEPなし

気道
肺胞

PEEPあり

II 肺の保護

吸気時と呼気時の圧の差を減らす

大きく伸び縮みするほど、肺には負担がかかる。ふくらんだときとしぼんだときの差を小さくして、肺を保護。

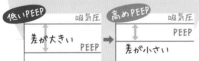

低いPEEP　吸気圧　差が大きい　PEEP → 高めPEEP　吸気圧　PEEP　差が小さい

III 前負荷の軽減

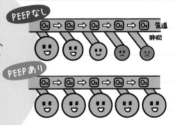

静脈還流減少　心拍出量低下

胸腔内圧が上昇。前負荷が減り、楽になる

PEEP をかけると胸腔内圧が上がり、静脈還流量が減る。心不全にともなう呼吸困難を軽減できることも。

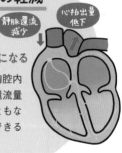

✓ 吐くときの圧を上げると、肺胞がしっかりふくらむ

人工呼吸器を学び始めた新人が最初にぶつかる壁。それがPEEPです。「呼気終末陽圧」と日本語変換したところで、意味がよくわかりませんね。簡単に言うと、息を吐いたときに肺に残っている圧です。吸気時だけでなく、呼気時にも圧をかけると、肺胞の虚脱を防げます。吸気時と呼気時の圧差を小さくすることで、肺を守る効果もあります。酸素化をよくしたいときもPEEPが活躍します（下図参照）。酸素濃度を上げすぎると酸素障害のリスクがあるので、PEEPを適切な値に調整することが重要です。

▶ 問題は酸素？ 二酸化炭素？ 両者を切り離して考えよう

設定変更を考えるときは、酸素の問題か二酸化炭素の問題かで切り分ける。

アセスメント

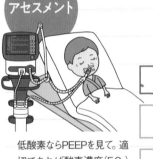

低酸素ならPEEPを見て。適切であれば酸素濃度(FiO2)を上げる。

呼吸のどこが問題？

酸素 O2	二酸化炭素 CO2
PEEPの調整	TV(1回換気量)の調整
酸素濃度上昇	呼吸回数の調整

二酸化炭素が問題なら、TVを確認。適切なら呼吸回数を変更。

設定変更

SpO2の低下が……
PEEPの調整が
必要でしょうか？

酸素にかかわる設定

酸素濃度
40
PEEP
8

酸素濃度を上げすぎると酸素障害の危険がある。PEEPをうまく活用しよう。

二酸化炭素にかかわる設定

PC	PS	呼吸回数
20	10	12
吸気時間	立ち上がり時間	
1.0	0.2	

従圧式なら吸気圧上限を上げたり、吸気時間を長くしてTVを増やす。

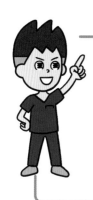

呼吸器トラブルは、DOPEで解決！

▶危険な3大トラブルの原因、対処法を覚えておこう

とくに注意したいアラームは以下の3つ。対処がわかれば不安も減るはず。

危険なアラーム

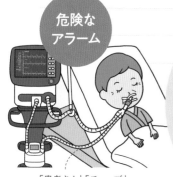

「患者さん」「チューブ」「機器・回路」のどこかが問題！

⚠ 気道内圧上昇

 最高気道内圧上昇
PEEP High

原因 ● 肺の状態が悪くなったのかも
● チューブ閉塞の可能性（痰やかみしめ）

⬇

放置すると、圧外傷のリスクあり

肺、気道の内圧がアラーム設定を超えた状態。患者さん、チューブ、機器・回路のどこかに異常があるはず。

⚠ 気道内圧低下

 最高気道内圧低下
PEEP Low

原因 ● 呼吸器回路の外れや破綻
● チューブが浅い、カフが抜けた

⬇

回路～チューブを手でたどって確認

肺、気道の圧がアラーム設定を下回った状態。原因は回路～チューブなので、手で順にふれていって確かめる。

⚠ 酸素供給圧低下

 酸素供給圧低下
 ガス供給圧低下

原因 ● 酸素配管の接続忘れ
● 移動用ボンベの残量なし

⬇

アラーム内容を必ず確認

呼吸器に酸素が接続されていない状態で、移動後などに起きやすい。酸素供給圧かガス供給圧かの表示を見て。

✔ アラームの内容を確認し、用手換気にすぐ切り替える

　突如として鳴り響くアラームは、新人ナースにとって恐怖。でも、重要なアラームはかぎられています。まずは駆けつけて表示を見ましょう。そして患者さんの呼吸を確認します。息を吸えているか、吐けているか。酸素化の数値や呼吸音の変化はないかも確かめます。原因は「患者さん」「チューブ」「機器・回路」のどれかです。すぐ改善できる場合以外は、バッグバルブマスク（→P197）での用手換気に切り替えて応援を呼んでください。そのうえで、どこが原因かをDOPEの手法で検索します（下図参照）。

用手換気に切り替えてこれらをチェック！

DOPEで対処

対処の順番

D isplacement
人工気道の位置異常

原因　チューブが抜けているか、深くなっている
確認項目
☑チューブの固定状況
☑チューブ内のくもり
☑胸郭の動き　☑呼吸音
☑EtCO₂（呼気終末二酸化炭素分圧）

チューブの抜けの固定位置をチェックするとともに、胸の動きや呼吸音は正常かも見る。

O bstruction
チューブ閉塞

原因　痰や凝血塊などによる閉塞、気管支喘息発作
確認項目
☑用手換気時の抵抗、呼吸音
☑吸引チューブが進むかどうか

吸引はその場ですぐできる対処の1つ。試してみて吸引チューブが進むなら、閉塞はない。

P neumothorax

気胸

原因　気胸の発症（圧損傷など）
確認項目
☑皮下気腫　☑頸静脈の怒張
☑用手換気時の抵抗
☑胸郭の動き　☑呼吸音
☑EtCO₂

人工呼吸器の圧などが負荷となり、気胸を起こすことも。触診、視診、呼吸音などで確認。

E quipment failure
機器の不具合

原因　人工呼吸器自体の問題
確認項目
☑人工肺を接続したときに、正常に作動する？

機器自体のチェックは最後。ME（臨床工学技士）に依頼し、人工肺接続時に正常に動くか見てもらう。

187

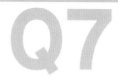

Q7

教えてしゅーぞー先輩!!

> 心電図の見かたと記録、
> 略語が多すぎてムリです……!

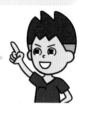

> 全部は覚えられなくてOko
> 不整脈中心に、まずはここだけ

SR sinus rhythm 洞調律	**PAC** premature atrial contraction 心房期外収縮	**PVC** (VPC) premature ventricular contraction 心室期外収縮
AF atrial fibrillation 心房細動	**AFL** atrial flutter 心房粗動	**PSVT** paroxysmal supraventricular tachycardia 発作性上室頻拍
VF ventricular fibrillation 心室細動	**VT** ventricular tachycardia 心室頻拍	**NSVT** non-sustained ventricular tachycardia 非持続性心室頻拍
AVB atrioventricular block 房室ブロック	**CAVB** complete atrioventricular block 完全房室ブロック	**JR** junctional rhythm 房室接合部調律

　心電図の学び始めは、略語の多さも大きな壁ですね。けれど略語がわからないままでは、「VF!　すぐ除細動器!!」など、緊急時の医師の指示も理解できず、迅速に対応できません。まずは頻度の高い不整脈、危険な不整脈を中心に覚えていきましょう。「サンタクロース」「パリピ」（→P144〜）などのイメージで覚えると、少しは記憶に残りやすいかもしれません。

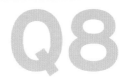

ただでさえむずかしい人工呼吸器。
なんで略語でむずかしくするの💢

気持ちはよーくわかった。笑
呼吸器も、まずここだけ覚えて

IPPV 侵襲的陽圧換気 intermittent positive pressure ventilation	**f** 呼吸回数 frequency
NPPV 非侵襲的陽圧換気 noninvasive positive pressure ventilation	**PIP** 最高気道内圧 peak inspiratory ventilation
F$_I$O$_2$ 吸入酸素濃度 fraction of inspiratory oxygen	**PEEP** 呼気終末陽圧 positive end-expiratory pressure
TV 1回換気量 tidal volume	**I:E比** 吸気時間:呼気時間の比 inspiratory time : expiratory time ratio
MV 分時換気量 minute volume	**VALI** 人工呼吸器関連肺傷害 ventilator-associated lung injury

　怒りたくなる気持ちはめっちゃわかります。でも人工呼吸器のモニターも
カルテも、たいていは略語で構成されていますね。一度覚えてしまえば、略
語のほうが記録も早く、急変記録などでも手間取りません（→P218）。上記
のような必須略語から覚えていきましょう。

　丸暗記ではなく、「I（inspiratory）は吸気」「E（expiratory）は呼気」「V
（volume）は容量」と、略す前の単語を理解したほうが、内容理解も深まり
ます。多くはこのような単語の組み合わせでできているので、応用もきくよう
になります。

ナスモン図鑑④

職場をザワつかせる、個性豊かなナスモンたち

忙しいはずなのにいつも飲み会に行ってる先輩、急ぎじゃないのに病棟をバタバタ走り回る先輩。
どの職場にも1人はいそうなナスモンたちは、よくも悪くも職場をザワつかせています。ほどよい
距離でつきあっていくのが正解かも？

オサケン　LV.18

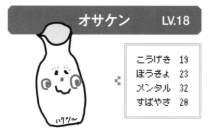

こうげき	19
ぼうぎょ	23
メンタル	32
すばやき	20

さけのみナスモン　もちもの：まつエクとかがみ

ごうこんと のみかいが いきがい
だれも すっぴんを みたことがない
しごとに ちこくしたことは いちどもない

はしござけ	PP 12/30
フルメイク	PP 8/15
あくまのキッス	PP 13/20

バタバター　LV.24

こうげき	33
ぼうぎょ	26
メンタル	20
すばやき	50

ばたばたナスモン　もちもの：あせふきタオル

いつもびょうとうを バタバタはしってるナスモン
あしあとがおおきく まわりがびっくりする
ないようは そんなにいそぐほどの ことじゃない

ソテー	PP 10/20
じたばた	PP 15/25
こうそくいどう	PP 8/15

イワノゴトシ　LV.40

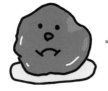

こうげき	30
ぼうぎょ	98
メンタル	78
すばやき	10

うごかないナスモン　もちもの：せもたれつきのイス

どれだけ いそがしくても ぜんぜん
うごかないナスモン うごかざること いわのごとし
うごかなさすぎて こけが はえている

かたくなる	PP 8/30
いわおとし	PP 13/15
ふきょうわおん	PP 5/20

キングー　LV.51

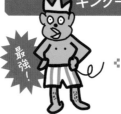

最強！

こうげき	46
ぼうぎょ	32
メンタル	58
すばやき	31

おうさまナスモン　もちもの：おもちゃのおうかん

じしんたっぷりの イケイケナスモン
じぶんが せかいの ちゅうしん
いそがしくなると きげんが わるくなる

じしん	PP 7/10
いかく	PP 12/30
おおきなあしおと	PP 9/20

PART 5

急変は、新人をねらって
やってくる!?
——やがて来る試練を乗り切るために

1年目の後半にもなれば、夜勤に入る機会も増えますね。
「どうかどうか、何もありませんように」と願って出勤しても、
急変はやっぱり起こります。いざというときに慌てず、
患者さんのために最善の動きができるよう、心肺蘇生やDrコール、
血ガス報告など、急変対応に必要なエッセンスを伝えます。

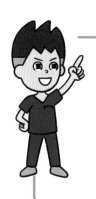

救命の連鎖を
一刻も早く、スムーズに

▶ 心停止に気づくところから、6つのステップをつなぐ

救命の連鎖を達成することで、救命後の社会復帰が可能になる。

心停止時の対応の目標

1秒でも早い心拍再開　　　心拍再開後の社会復帰

チームで達成
するために……

命を助けることはもちろんだが、
その後の社会復帰まで考えて。

救命の連鎖

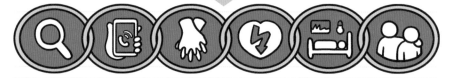

早期認識 および予防	救急対応 システムへの 出動要請	質の高い CPR	除細動	心拍再開後 の治療	回復
→P193	→P193	→P194	→P198		

うまくつながら
ないと……

うまくつながらなければ、重大な
臓器障害で社会復帰も困難に。

心拍再開が
遅れる

重大な
脳障害が残る

かもしれない

☑ **急変対応は即席チーム。だから目標の共通認識が重要**

　心肺蘇生（CPR）はチームプレーで成り立ちます。心肺停止の認識から回復までの「救命の連鎖」を念頭に置き、連携しながら進めます。とくに最初の10分間が肝心！　いかに迅速に次の蘇生行為につなげるか考えて動きましょう。多くは即席チームでおこなわれるので、普段どおりに意思疎通できないことも。全員に伝わる明確な言葉での状況確認、指示も大切です。

　目標は救命と、その後の社会復帰です。蘇生行為の遅れで脳に血液がいかなければ、重大な脳障害が残るリスクが高くなります。

▶「心停止!?」と思ったら、迷わず人を呼ぶ

一刻も早く心肺停止に気づく。これが救命の連鎖のスタートだ。

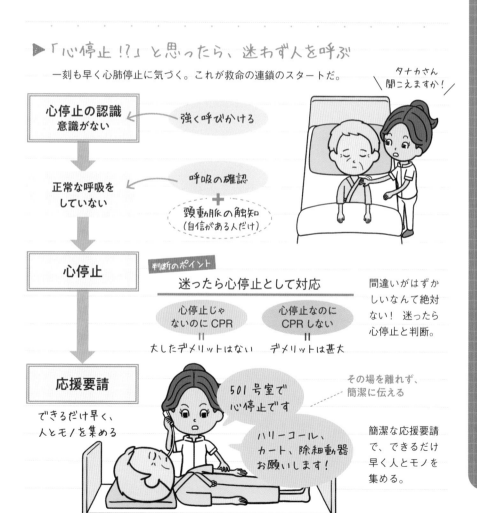

タナカさん聞こえますか！

心停止の認識
意識がない

強く呼びかける

正常な呼吸をしていない

呼吸の確認
＋
頸動脈の触知
（自信がある人だけ）

心停止

判断のポイント
迷ったら心停止として対応

心停止じゃないのにCPR
＝
大したデメリットはない

心停止なのにCPRしない
＝
デメリットは甚大

間違いがはずかしいなんて絶対ない！　迷ったら心停止と判断。

応援要請

できるだけ早く、人とモノを集める

501号室で心停止です

ハリーコール、カート、除細動器お願いします！

その場を離れず、簡潔に伝える

簡潔な応援要請で、できるだけ早く人とモノを集める。

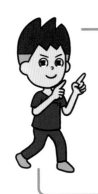

I 心肺蘇生➡胸骨圧迫

質の高い胸骨圧迫を。中断時間は10秒以内

☑ 押せばいいってものじゃない。問われるのは「質」

　CPRの要となる胸骨圧迫は、質が肝心です。胸骨の下半分を押せているか、もとの位置に戻す「リコイル」ができているか、速さはどうか。どれかずれているだけでも、質が下がってしまいます。日ごろからトレーニングを受け、急変時に備えておきましょう。

　深さはとりわけ大事です。慣れないうちは、「肋骨折れたらどうしよう」と不安になりますね。でも肋骨が折れた状態で社会復帰するのと、傷のない肋骨で寝たきりになるのと、どちらが患者さんのためでしょうか？　その視点を忘れず、5〜6cmの深さでしっかり圧迫してください。正しい位置で押せていれば、骨折のリスクも最小限にできます。

▶胸骨圧迫の有無で、社会復帰率が大きく変わる！

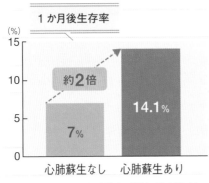

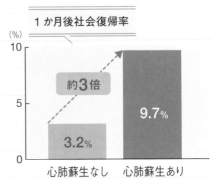

一般市民による心肺蘇生（除細動を除く）でも、生存率と社会復帰率はこれだけ違う。

（「令和4年版 救急・救助の現況」消防庁，2023 より作成）

▶ 100〜120回/分のリズムで、垂直に深く押す

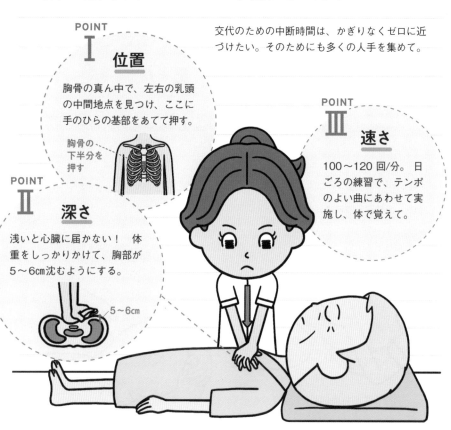

POINT I 位置

胸骨の真ん中で、左右の乳頭の中間地点を見つけ、ここに手のひらの基部をあてて押す。

胸骨の下半分を押す

交代のための中断時間は、かぎりなくゼロに近づけたい。そのためにも多くの人手を集めて。

POINT III 速さ

100〜120回/分。日ごろの練習で、テンポのよい曲にあわせて実施し、体で覚えて。

POINT II 深さ

浅いと心臓に届かない！　体重をしっかりかけて、胸部が5〜6cm沈むようにする。

5〜6cm

質が落ちる前に、すみやかに交代！

正確にやると1、2セットでもかなり疲れる。質が落ちているのに「大丈夫、やれます！」と続けることは、やさしさではないと心得て。

POINT IV リコイル

沈んだ胸部が戻ってから次を押さないと、効果が出ない。横から見るとよくわかる。

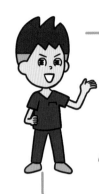

気道を確保し、バッグバルブマスクで換気

▶ 頭頸部の角度で、舌根沈下（ぜっこんちんか）による気道閉塞を防ぐ

上の2つは救急時に道具なしでできる方法。可能なら下の方法で。

気道確保

下顎挙上法（かがくきょじょうほう）

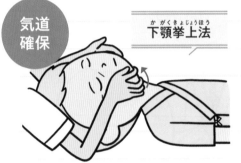

下の前歯が上の前歯より上にくるよう、下顎を指で挙上する。

頭部後屈顎先挙上法（とうぶこうくつあごさききょじょうほう）

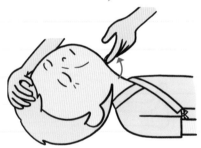

額を押すことで下顎を上げる。頸椎損傷があるときは避ける。

スニッフィングポジション

高くて大きめの枕を入れて、頭部を少し後屈させる。外耳孔と胸の高さが水平かもチェックして。

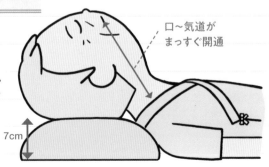

口〜気道がまっすぐ開通

7cm

☑ 気道をまっすぐにして、マスク換気を大至急始める

　心停止時は、舌根沈下（ぜっこんちんか）による気道閉塞のおそれがあります。胸骨圧迫とともに、できるだけ早く左下の体位にして気道閉塞を防ぎます。理想はスニッフィングポジション。枕がなければ畳んだバスタオルを重ねて使います。

　次にバッグバルブマスク（BVM）換気を開始します。容量は1.5Lですが、⅓の500mL送り込めていればOK。強く押すより、換気が適切にできていることが大事です。目線を下げて、胸郭の動きを見ればわかります。経鼻または経口エアウェイも補助的におこなうと、確実に気道確保できます。

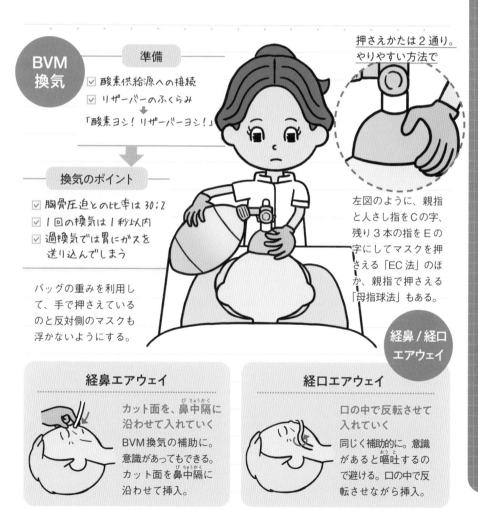

BVM 換気

準備

☑ 酸素供給源への接続
☑ リザーバーのふくらみ
↓
「酸素ヨシ！ リザーバーヨシ！」
↓

換気のポイント

☑ 胸骨圧迫との比率は 30：2
☑ 1回の換気は 1秒以内
☑ 過換気では胃にガスを
　送り込んでしまう

バッグの重みを利用して、手で押さえているのと反対側のマスクも浮かないようにする。

押さえかたは2通り。やりやすい方法で

左図のように、親指と人さし指をCの字、残り3本の指をEの字にしてマスクを押さえる「EC法」のほか、親指で押さえる「母指球法」もある。

経鼻／経口エアウェイ

経鼻エアウェイ

カット面を、鼻中隔（びちゅうかく）に沿わせて入れていく

BVM換気の補助に。意識があってもできる。カット面を鼻中隔に沿わせて挿入。

経口エアウェイ

口の中で反転させて入れていく

同じく補助的に。意識があると嘔吐（おうと）するので避ける。口の中で反転させながら挿入。

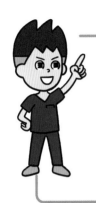

I 心肺蘇生 ➡ 電気的除細動

除細動器を準備して、すぐに電気ショックを

▶ VFか脈ナシVTなら、すぐ除細動器を持ってくる

以下の波形のときは、一刻も早い電気ショックが必要。

VF（心室細動）

pulselessVT（脈ナシVT）

VFor脈ナシVT　　　　それ以外

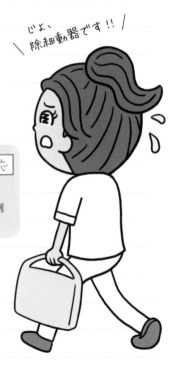

じょ、除細動器です!!

電気的除細動の適応
＝ 心電図に非同期で実施 心臓に電気ショックを与え、心拍再開を促す。

薬理学的除細動の適応
＝ アドレナリンを投与 原液1mLのクイック製剤を投与する（→ P200）。

〈手順〉

除細動器スイッチオン

↓

モニター装着（省略可）

↓

安全確認

↓

ショック

VFと脈ナシVTはすぐに除細動が原則。認識できるよう、波形を覚えておこう。

☑ ナースも使えるように、手順を頭に入れておく

　心停止時は、1発目のショックをいかに早く与えるかが重要です。除細動器の使いかたを覚えておきましょう。

　心臓をはさみ込むように、胸部2か所にジェルを塗るかシートを貼ります。そこにパドルをあてて充電し、「離れてください」と指示。現場は混乱しているので、大きな声で明瞭に言いましょう。最終波形を確認してショックを与えたら、すぐ胸骨圧迫を再開します。怖がってパドルをそっとあてると電気をロスしてしまうので、ぐっと圧着させてください。

▶ショックは手際よく進め、胸骨圧迫の中断を短く

ショックを与えるとき以外は、つねに胸骨圧迫を継続。

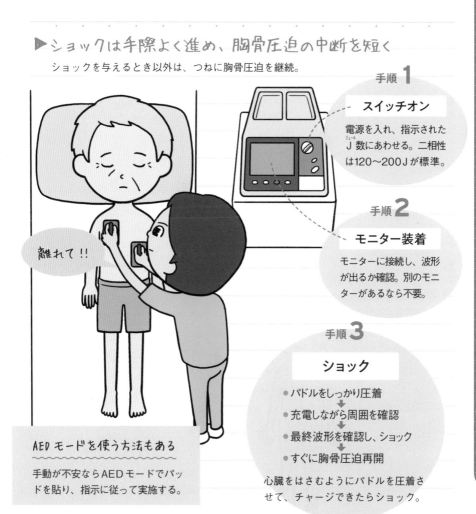

手順 **1**

スイッチオン

電源を入れ、指示された J 数にあわせる。二相性は120〜200 J が標準。

手順 **2**

モニター装着

モニターに接続し、波形が出るか確認。別のモニターがあるなら不要。

離れて !!

手順 **3**

ショック

● パドルをしっかり圧着
↓
● 充電しながら周囲を確認
↓
● 最終波形を確認し、ショック
↓
● すぐに胸骨圧迫再開

心臓をはさむようにパドルを圧着させて、チャージできたらショック。

AED モードを使う方法もある

手動が不安ならAEDモードでパッドを貼り、指示に従って実施する。

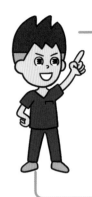

薬で蘇生をはかるときは、早期にアドレナリンを

☑ カテコラミンにもいろいろあるが、蘇生のときは一択

　PEA（無脈性電気活動）やAsystole（心静止）のときは、早期にアドレナリンの投与をおこないます。細動脈の収縮作用も、心臓をたたく作用も強く、「キング・オブ・カテコラミン」といえる強力な昇圧作用があります。早いほど心拍が再開しやすく、脳神経系も含めた予後もよくなります。

　VF（心室細動）や脈ナシVTでは、2回目の除細動後に使います。VFや脈ナシVTは1回の除細動で心拍再開しやすく、早くに投与すると血圧が上がりすぎたり、不整脈を誘発したりするためです。2分ごとのパルスチェックで1回は除細動、次の1回はアドレナリン投与と覚えておきましょう。

▶アドレナリンこそ、最強の循環作動薬

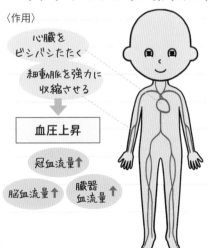

〈作用〉

心臓をビシバシたたく

細動脈を強力に収縮させる

血圧上昇

冠血流量↑

脳血流量↑　臓器血流量↑

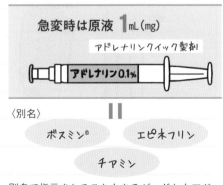

急変時は原液 **1**mL（mg）

アドレナリンクイック製剤

アドレナリン0.1%

〈別名〉

ボスミン®　エピネフリン

チアミン

別名で指示されることもあるが、どれもアドレナリンのクイック製剤をさす。

▶速攻で投与すべきは、PEA や心静止のとき

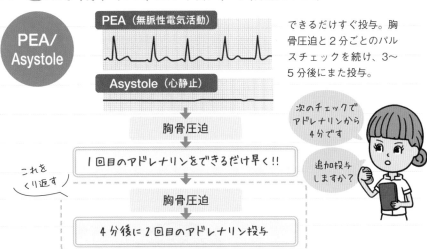

PEA/Asystole

PEA（無脈性電気活動）

Asystole（心静止）

↓

胸骨圧迫

↓

1回目のアドレナリンをできるだけ早く!!

これを くり返す

↓

胸骨圧迫

4分後に2回目のアドレナリン投与

できるだけすぐ投与。胸骨圧迫と2分ごとのパルスチェックを続け、3〜5分後にまた投与。

次のチェックでアドレナリンから4分です

追加投与しますか？

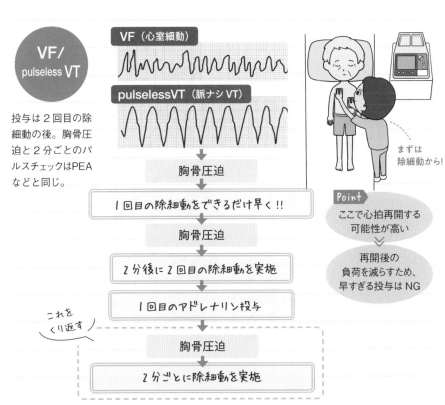

VF/pulseless VT

投与は2回目の除細動の後。胸骨圧迫と2分ごとのパルスチェックはPEAなどと同じ。

VF（心室細動）

pulselessVT（脈ナシVT）

↓

胸骨圧迫

↓

1回目の除細動をできるだけ早く!!

↓

胸骨圧迫

↓

2分後に2回目の除細動を実施

1回目のアドレナリン投与

これを くり返す

↓

胸骨圧迫

2分ごとに除細動を実施

まずは 除細動から!

Point

ここで心拍再開する可能性が高い

≫

再開後の負荷を減らすため、早すぎる投与はNG

PART

5

≫

急変は、新人をねらってやってくる!? ▶心肺蘇生

201

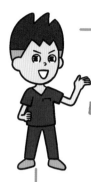

心肺停止以外の急変……
まずどこを見る!?

▶ どの病棟でも起こりえる急変を覚えておこう

さまざまな急変があるが、どの科でも
起きやすいのは以下のようなもの。

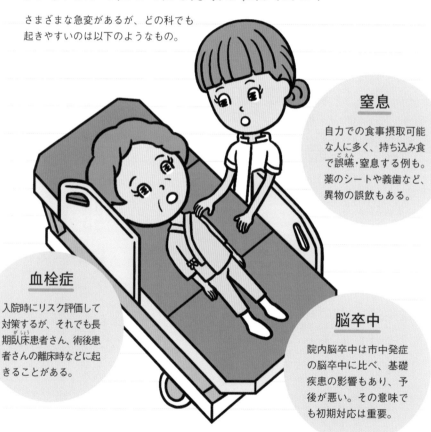

窒息

自力での食事摂取可能
な人に多く、持ち込み食
で誤嚥・窒息する例も。
薬のシートや義歯など、
異物の誤飲もある。

血栓症

入院時にリスク評価して
対策するが、それでも長
期臥床患者さん、術後患
者さんの離床時などに起
きることがある。

脳卒中

院内脳卒中は市中発症
の脳卒中に比べ、基礎
疾患の影響もあり、予
後が悪い。その意味で
も初期対応は重要。

☑「なんか変！」を、適切な初動につなげるために

　心肺停止以外の急変も、初動が早いほど重症化を防ぎ、命を救えます。疾患別の対応を理解するより、急変の主要サインを理解しておくことが先決です。「なんか変！」と気づければ、それだけでも合格です。

　まずはショックの5P（5徴）。ショックは全身の組織に酸素が十分届かず、臓器障害を引き起こす病態です。徴候がじわじわ表れたのち、血圧や意識レベル低下、呼吸不全などが一気に進みます。5つの徴候のなかでも、冷汗は重要なサインなので、意識して見ておいてください。

▶知っておきたい「ショックの5P」。冷汗はとくに大事

ショックの早期から見られる徴候。1つでもあれば全身状態を確認。

蒼白
Pallor

末梢血流減少で手足や顔が蒼白に。「顔色が変！」は大事な気づき。

冷汗
Perspiration

さわると冷たくじっとりしている。交感神経系の代償反応で起こる。

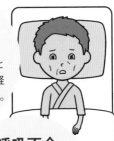

虚脱
Prostration

何にも関心を示さず、うつろな表情。呼びかけへの反応も鈍くなる。

脈拍触知不能
Pulselessness

動脈の拍動を感じなければ、血圧が著しく下がっている（→ P69）。

呼吸不全
Pulmonary Insufficiency

呼吸が浅く速くなる。頸部などの呼吸補助筋の使用もよく見られる。

臓器血流の関連指標

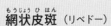

➕

網状皮斑（リベドー）
もうじょうひはん

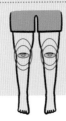

ひざ周囲の色調を見る「Mottling Score」モットリング スコアでは、広範なほど高得点で死亡率が高い。

CRT（毛細血管再充満時間）

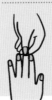

末梢循環不全の評価法。爪床を5秒間圧迫し、解除そうしょう後2秒以内に赤みが戻るか見る。

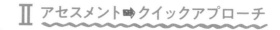

基本はABCDEアプローチ。大事なことは15秒でわかる!

▶手首にふれて話しかける。これでアセスメント完了

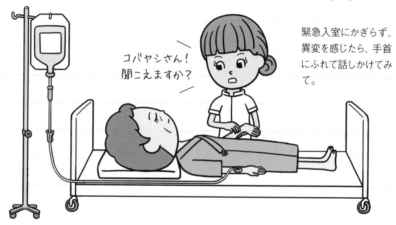

コバヤシさん!
聞こえますか?

緊急入室にかぎらず、異変を感じたら、手首にふれて話しかけてみて。

✓ 救急でもおこなわれているアセスメント法

　ABCDEは生命維持に必要な5要素。これを一気に評価するのがABCDEアプローチで、救命救急の初期診療で使う手法です。緊急性の高い徴候の早期認識、除外ができ、すぐ初期対応にかかれます。

　じつはこの評価を15秒でサクッとできる方法があります。それが、手首にふれて話しかけること。発語可能か、あえぐような死戦期呼吸はないか、血圧は80mmHg以上あるか、皮膚の冷汗・湿潤はないか。こうしたアセスメントの要素がすべて詰まっているんです。急変時にすぐ使えるよう、普段のアセスメントでも意識して、評価に使ってください。

高

緊急性

低

アセスメント
要素

生命維持に必要な5つの要素は、
どの診療科でも急変時対応に役立
つ。Aから順に緊急性が高い。

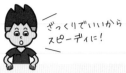
ざっくりでいいから
スピーディに!

A irway

気道

☑ 発話は可能 ➡ 気道は Ok（開通している）
☑ 話そうとしているのに声が出ない
　　➡ 気道緊急かも！

B reathing

呼吸

☑ 呼吸をざっくり見る ➡ 速い？ 遅い？
☑ 呼吸様式はどうか ➡ 浅い？ 深い？
☑ 死戦期呼吸 ➡ 即 CPR 開始（→ P194）

C irculation

循環

☑ 橈骨動脈を触知 ➡ ふれれば血圧 80mmHg以上
☑ 動脈のふれかた ➡ 弱い or 強い？ 遅い or 速い？
☑ 皮膚の状態 ➡ 冷汗、湿潤の有無
⚠ ショックを早期に認識しよう（→ P203）

D ysfunction of CNS

意識

☑ 意識レベルをざっくり見る ➡ 開眼、発語、従命
☑ 不穏はないか ➡ あればショックの徴候かも
☑ ろれつ困難はないか ➡ あれば脳卒中など疑う
⚠ 意識障害の有無を把握しよう

E xposure

体温

☑ 皮膚の温度はどうか ➡ 冷たい？ 温かい？
⚠ 温かければ Ok ともいえない。
　 ウォームショックの可能性も
⚠ 極度の低体温は、致死性不整脈のリスク

緊急性の高いものを<u>除外</u> and <u>早期に認識</u>

CPA
（心機能停止）

気道緊急

意識障害

ショック

超緊急なのは左の4つ。
これを除外または早期に認識
でき、胸骨圧迫や気道確保な
どをすみやかに始められる。

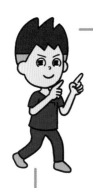

超緊急のときは、ISBARCのSだけでいい

▶ 状況によって、どこから説明すべきかが違う

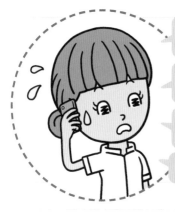

もしもし、708号室の
サカモト様なんですけど、

今日の日勤中はバイタルサイン
にも変化がなくて安定していて

でも30分くらい前から
呼吸がちょっとおかしくて、

いま心停止です

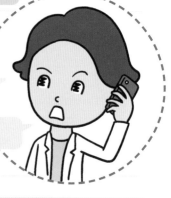

それを
最初に言って!!

すぐ行く

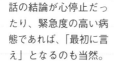

話の結論が心停止だったり、緊急度の高い病態であれば、「最初に言え」となるのも当然。

急変時、とくに心停止のときは1秒でも惜しい。
ていねいな説明が、かえって命取りに!!

☑ **急変にも幅がある。大きな基準が「心停止か否か」**

　急変時対応はDrコールなしには始まりません。多くはリーダークラスのナースや先輩ナースが連絡しますが、先輩がベッドサイド対応にかかりっきりで、「Dr呼んで」と言われる可能性もあります（その先輩もどうかと思いますが……）。適切なコールのしかたを知っておきましょう。

　通常のDrコールなら、医療者間の報告のための下のツール「ISBARC」（アイエスバーク）が役立ちます。でも心停止などの急変時は、1秒もムダにできません。「S」だけ伝えれば十分。緊急性が伝わり、医師も急いで来てくれます。

▶状況によって、どこから説明すべきかが違う

基本の
Drコール

ISBARC（アイエスバーク）を普段から意識したうえで、緊急時はSだけを伝える。

I dentify	報告者、対象者の同定	整形外科病棟スズキです。708号室のサカモト様ですが、
S ituation	状況	廊下を歩行中に突然、呼吸困難感を訴えています
B ackground	背景、経過	下肢の骨折で昨日手術を受けています。今回がはじめての歩行でした
A ssessment	評価	肺塞栓症（はいそくせんしょう）を起こしている可能性があります
R ecommendation	要請	緊急で来棟をお願いします
C onfirm	指示確認	酸素投与を開始していますが、輸液投与も開始しますか？

これに則って話せばモレがない。状況をきちんと伝え、必要な指示も仰げる。

心停止時の
Drコール

整形外科病棟ですが、708号室でサカモト様が心停止です

‖

緊急性が伝わる
パーフェクトなDrコール

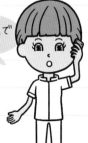

大事なのは心停止の状況を伝えること。医師はこれでとんでくる。

「呼吸状態」「酸塩基平衡」「循環不全」の3つがわかる

▶動脈血採血用の針付きキットを使う

これ1つ用意すれば、直接穿刺で必要量を自動採血できる。

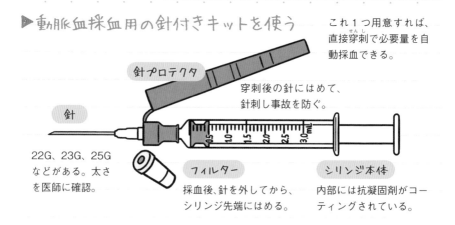

針プロテクタ
穿刺後の針にはめて、針刺し事故を防ぐ。

針
22G、23G、25Gなどがある。太さを医師に確認。

フィルター
採血後、針を外してから、シリンジ先端にはめる。

シリンジ本体
内部には抗凝固剤がコーティングされている。

✓ 急変時だからこそ、急いで見るべき項目がある

　急変時には、呼吸が問題かそれ以外が問題かを迅速に判断し、人工呼吸器や輸液などの初期対応を始めなくてはなりません。そのために必要なのが血ガス（動脈血ガス分析）。「呼吸状態」「酸塩基平衡（pH）」「循環不全」の指標となります（→P210〜）。

　血ガスの指示が出たら、すぐに上図のキットを用意して。通常は大腿動脈ですが、念のため位置を確認し、消毒などの準備を進めます。いちばん気をつけたいのが、採血後のキットの取り扱いです。急変時は複数のスタッフが慌ただしく行きかっています。医師から採血後のキットを受け取ったらすぐにプロテクタをはめ、危険な針刺し事故を防ぎましょう。

▶ 穿刺は医師がおこなうが、その後の取り扱いに注意！

急変対応を少しでも早く進めるために、ムダなく動きたい。

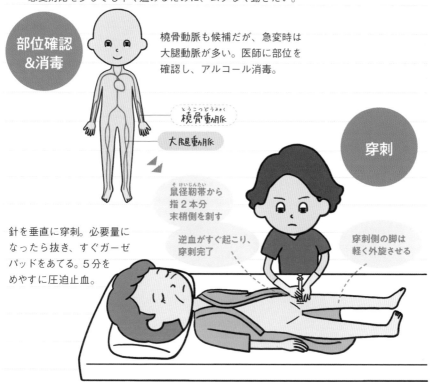

**部位確認
&消毒**

橈骨動脈も候補だが、急変時は
大腿動脈が多い。医師に部位を
確認し、アルコール消毒。

橈骨動脈（とうこつどうみゃく）

大腿動脈

穿刺

鼠径靱帯（そけいじんたい）から
指2本分
末梢側を刺す

逆血がすぐ起こり、
穿刺完了

穿刺側の脚は
軽く外旋させる

針を垂直に穿刺。必要量に
なったら抜き、すぐガーゼ
パッドをあてる。5分を
めやすに圧迫止血。

**検体の
受け取り**

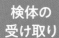

プロテクタに針を収納

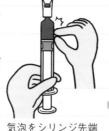

受け取ったキット
を壁に押しあて、
片手で針を収納。
針はプロテクタご
と廃棄。

針刺しを
防ぐために
壁にあてる

フィルターをはめて気泡除去

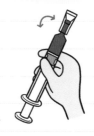

気泡をシリンジ先端
側に動かしてから、
押し子を押す。

混和後に提出

20～30秒間、抗凝固
剤と転倒混和させる。
すぐ検査室に提出。

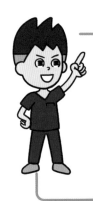

報告する項目は5つ。まずpHをチェック

▶ 急変時に全部読んでいると、治療が遅れてしまう

全部読んでいると時間のロス。左下の5項目をすみやかに読み上げて！

例				
pH	7.214	Hct	22.3
PaO_2	195	Na^+	156
SaO_2	99.7	K^+	4.2
$PaCO_2$	27	Cl^-	125
HCO_3^-	12	Lac	4.2
BE	− 7.8	Glu	125
tHb	6.4		

項目多すぎー！
大事なのどれ？

検査するのはおもに左の13項目。見かたを知らないと重要度もわからない。

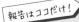
報告はココだけ！

最優先項目

● pH（水素イオン濃度）
● PaO_2（動脈血酸素分圧）
● $PaCO_2$（動脈血二酸化炭素分圧）
● HCO_3^-（重炭酸イオン）
● Lac（乳酸）

病態や状態にあわせて報告

● tHb（総ヘモグロビン）
● K^+ （カリウム）
● Glu （グルコース）

最優先項目をまず読み上げ、たとえば不整脈なら、関連する K^+ も加える。

▶アシドーシスの程度から、重症度を判断

急変時の pH はたいてい酸性。どの程度酸性に傾いているかを見る。

最優先項目 1
pH
正常値は 7.4。
低いほど重度のアシドーシス

pHの見かた

0 ←――→ 7.4 ←――――→ 14

アシドーシス
酸性

アルカローシス
アルカリ性

代謝性アシドーシスを呼吸で代償できないと、酸性に大きく傾く。

重症度評価

この感覚を
頭に入れて!

重症 ↓

7.3 まだ代償できている
7.2 さらに進むとやばい!
7.1 かなりひどいぞ……
7.0 大ピンチ

ざっくりでいいので、ナースもこの感覚で緊急性を理解し、次の一手のためにチームで動く。

✅ 次にとるべきアクションは!? そのための情報を伝える

必要なのは人工呼吸器か輸液か、あるいはカテコラミンか——医師はこのような判断に迫られています。一刻も早く治療方針を決めることが患者さんの利益になります。血ガス結果も、医師が目で見て確認する時間がなく、「結果出たら読み上げて!」と指示されることもあるかもしれません。

このとき最優先で読み上げるべきは、左ページの5項目です。pHはとりわけ重要。急変時は基本的にアシドーシスで、pHが低ければ、重症度が高いと考えて対処。残り4つの項目は、その原因鑑別などに役立つ指標です（→P212）。「血ガス読みます。pH7.2、PaO2195……」などと、明瞭に大きな声で読み上げてください。

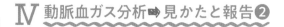

アシドーシスの原因を鑑別。循環不全がないかも見る

▶人工呼吸器か輸液か？ 2つめの項目が分かれ道

問題は呼吸か循環か。2つの数値で判別でき、次の一手が決まる。

最優先項目2

PaCO₂ / HCO₃⁻

正常値は PaCO₂ 40、 HCO₃⁻ 24。
これでアシドーシスの原因がわかる

見かた

PaCO₂ が40Torrより高い	HCO₃⁻ が24mEq/Lより低い
↓	↓
呼吸性アシドーシス	代謝性アシドーシス
↓	↓
人工呼吸器で CO₂を吐かせる	輸液や昇圧薬で 循環を改善

2つが重なる
ことも多いで

☑ 意外とあなどれないのが乳酸。酸素が足りないと増える

　pHの次に見るべきは、PaCO₂とHCO₃⁻です。PaCO₂が正常より高ければ呼吸性アシドーシス。HCO₃⁻が正常より低ければ代謝性アシドーシスと考えます。ここが治療方針の大きな分かれ道です。

　PaO₂も酸素化の指標として、P/F比で確認を。さらに乳酸（Lac）も、循環不全の重要な指標となります。末梢に血液がちゃんと届いていないと、嫌気性代謝が起きて乳酸がたまるからです（右図参照）。

▶ 3つめの項目では、重症感と循環不全をチェック

最後の2つはこの項目。必要な酸素が全身に届いているかわかる。

最優先項目 3

PaO₂/Lac

PaO₂は P/F 比で判断。
Lacは末梢循環不全の指標に

P/F 比

\ 重症度の指標 /

Mild（軽症）	Moderate（中等度）	Severe（重症）
200 < P/F 比 ≦ 300	100 < P/F 比 ≦ 200	P/F 比 ≦ 100
(PEEP、CPAP ≧ 5cmH₂O)	(PEEP、CPAP ≧ 5cmH₂O)	(PEEP ≧ 5cmH₂O)

（「Acute respiratory distress syndrome：The Berlin definition.」The ARDS Definition
Task Force, JAMA vol.307(23)：2526-2533, 2012 より作成）

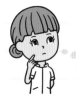

PaO₂ が高いだけ
じゃダメなんだ

急変時はすでに高濃度酸素を投与していて、F₁O₂
もわかるはず。P/F 比が低いほど重症。

Lac
（乳酸）

Lac が上がる理由

☑ 臓器や末梢で血流が不足しているとき（例 血圧低下）
☑ 酸素の需要が大きく高まったとき（例 感染）
☑ 酸素がうまく運べないとき（例 貧血）

⬇

ショック　　　心停止後　　　虚血

酸素の需要量に対し、
供給量が足りない状
態。考えられるのは
ショックや虚血など
の病態。

原理を見てみよう

ヒトの
エネルギー代謝

必要な酸素がないと
き、細胞は嫌気性代
謝でエネルギー（ATP）
を生み出す。ここで
生じるのが乳酸。

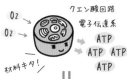

好気性代謝

クエン酸回路
電子伝達系
O₂ →
O₂ →
ATP
ATP ATP
ATP
材料キタ！

＝

O₂ が足りているから乳酸ができない

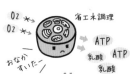

嫌気性代謝

省エネ調理
O₂ ✕→
O₂ ✕→
ATP
乳酸 ATP
乳酸
おなか
すいた〜

＝

O₂ が足りないから乳酸が増える

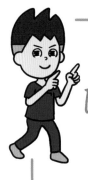

医師が挿管しやすいような準備と環境調整を

▶使う順番をイメージし、スマートな準備をめざす

準備はつねにムダなく美しく。流れを理解して物品を順に並べる。

Start

1 喉頭展開　喉頭鏡（喉頭鏡ブレード）

適切な挿入には、喉頭、声門一帯を見やすくする喉頭鏡が必要。

2 吸引　吸引チューブ

気道や口腔内の分泌物を先に除去したほうがよさそうなら、吸引。

3 挿管　気管チューブ　スタイレット　ゼリー（キシロカイン®ゼリー）

スタイレットを入れ、先端にゼリーを塗った気管チューブを挿入。

4 スタイレット除去　None

挿入できたら、医師の指示で、ナースがスタイレットを抜く。

Done

5 カフ注入　カフ用シリンジ（10mm）

パイロットバルーンにカフ用シリンジを接続し、空気を入れる。

Check

確認&固定　聴診器　固定テープ　カプノメータ　カフ圧計　バッグバルブマスク

バッグバルブマスクで換気。適切な挿入か確認し、チューブを固定。

✅ 何するかがよくわかっていないと、準備もできない

　気管挿管はチーム全員が緊張する場面です。医師も緊張しているかもしれません。悲しい事故を防ぐには、適切な介助が不可欠です（→P216）。そして介助の8割は準備で決まるといってもいいほど。ベッドの位置を動かすなど、医師が動きやすい環境をすみやかに整えましょう。ベッドの頭側にスペースをとり、モニター類を設置します。救急カートは足側に置きます。

　必要な物品は確実に揃え、使用順に、渡しやすい状態で並べておきます。そのためにも気管挿管の手順をしっかり頭に入れておきましょう。

▶動きのじゃまにならないように、環境を整える

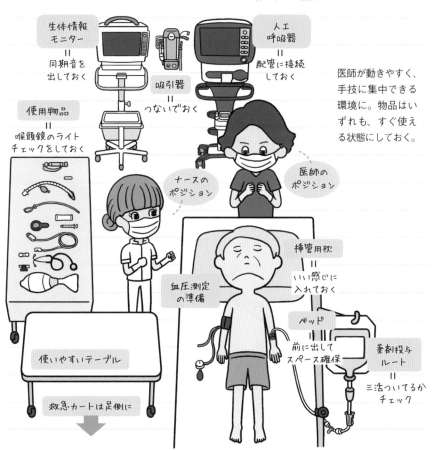

生体情報モニター
＝
同期音を出しておく

人工呼吸器
＝
配管に接続しておく

吸引器
＝
つないでおく

使用物品
＝
喉頭鏡のライトチェックをしておく

医師が動きやすく、手技に集中できる環境に。物品はいずれも、すぐ使える状態にしておく。

ナースのポジション

医師のポジション

挿管用枕
＝
いい感じに入れておく

血圧測定の準備

ベッド
＝
前に出してスペース確保

薬剤投与ルート
＝
三活ついてるかチェック

使いやすいテーブル

救急カートは足側に

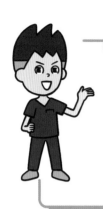

Ⅴ 気管挿管 ➡ 介助

ナースの適切な介助で、挿管をスムーズに!

▶ 視野の確保が命。医師の目線にたって気遣いを

カフにつながる管も含め、チューブの上方を握って渡すと、医師も持ちやすい。

気管チューブを準備

「小文字の j でいいですか」など、スタイレット先端の曲げかたを医師に確認。

喉頭鏡を渡す

先端を挿入方向に向けて渡す。すぐに気管チューブ、吸引チューブを持つ。

気管チューブを渡す

吸引と挿管どちらにも対応できるよう構える。挿管なら気管チューブを渡す。

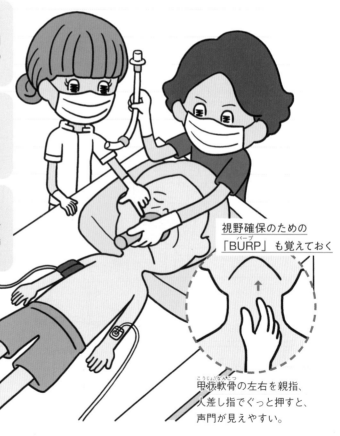

視野確保のための
「BURP」も覚えておく

甲状軟骨の左右を親指、人差し指でぐっと押すと、声門が見えやすい。

☑ 医師をテンパらせてはダメ。スマートな介助で安心してもらう

　準備が整ったら、いよいよ挿管。医師は視野から目を離せないので、物品はそのまま入れられる状態と向きで渡します。挿管前に気道内吸引をすることもあるので、どっちの指示が来てもいいよう、両方の物品を持ってスタンバイしておきます。渡すときは医師の持ち手のじゃまにならないように。「ちゃんと渡せ！」などのストレスが、医師の焦りにつながります。

　右の口角を引き、視野を確保する介助も大事。見えにくいときは「BURP
やって」「押して」の指示を受け、左下の図の手技で介助します。

▶ 挿管後の確認では、EtCO₂がいちばん大事

以下の確認をしたうえで、先端の位置が適切かを胸部X線画像で確認。

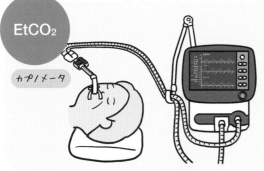

EtCO₂

カプノメータ

**センサーは先につけておく。
画面に波形が出ればOK！**

挿管の準備段階で、機器のセンサーをモニターにつないでおく。挿管してカフを注入したら、アダプタを気管チューブにつなぎ、モニターに波形が出るかを確認。

聴診

**心窩部→左→右で
聞くのがセオリー**

食道挿管なら心窩部で胃内への送気音が聞こえるため、まず心窩部を聴診。片肺挿管は右肺で多いことから、胸部は左、右の順に聞く。

**胸の
動き**

**胸郭が上下していれば
肺に空気が入っている**

目線を下げて見てみよう。肺に空気が入り、適切に換気できているなら、胸郭が上下に動く。動きの左右差がないかなども見ておく。

**チューブ
の曇り**

**チューブが曇っていたら、
息を吐き出せている**

酸素チューブ内に、呼気による水蒸気を認めたら、呼吸が補助され、息をちゃんと吐き出せているとわかる。流量計との接続も確認。

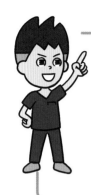

記録係も重要なメンバー。先回りして発信していく

▶急変対応中の役割も、事後の役割も大きい

目的 1

蘇生行為の状況把握

除細動や薬剤投与の間隔、心電図波形の変化などを全員で把握する。

目的 2

実施した医療行為の証明

救命できなかった場合をはじめ、適切な医療行為だったかの証明に。

目的 3

事後の検証

適切な対応だったか、改善点があるなら何かを客観的に検討できる。

✓ 急変対応のはしっこで、静かに様子を見ていない？

1年目ナースにとっては急変対応のすべてが不安ですよね。「挿管介助はムリでも、記録なら大丈夫そう」と感じる人もいるのでは？　でも、記録係もチームの重要な一員です。部屋の隅で状況を静かに見て、書くだけでは不十分。目標は「攻める記録係」です。

電子カルテで記録する病院もありますが、テンプレートがあると、必要項目を探すのに手間どることも。本当にバタバタのときは紙が確実です。あとで書き足せるよう、右図のように余裕をもたせて書いていきます。アドレナリン投与などの重要事項は、色で囲む、ナンバリングするなどの工夫で見やすくします。次におこなう処置について、先回りして発信できます。

字が汚くても、後で直せば大丈夫。現場では状況把握が何より大事です。

▶ 4つのポイントで、効率よく見やすい記録を

やみくもに書くと、「いま何本目?」などの質問にすぐ答えられないので注意。

POINT 1

スペースを広く使う

1行ずつあけるなどしてスペースを広く使うと、後から必要情報を書き足していける。

POINT 2

マストの内容を押さえる

発見した時間　CPR開始時間　心電図波形の種類

薬剤名、量/除細動の丁数　　心拍再開の時間　　家族連絡の状況

時間	実施内容
8:29	意識消失　発見
8:30	(CPR開始)　頸動脈ふれず Dr Call
8:31	モニター装着　PEA 40　nallow QRS BVM換気開始
8:32	① AD 1mg iv　家族連絡
8:34	パルスチェック　PEA 60　nallow QRS
8:35	挿管 7.5mm　口角 22cm　瞳 4 - /4 -　$EtCO_2$ 60　呼吸音 R = L
8:36	パルスチェック　PEA 60　nallow QRS ② AD 1mg iv

POINT 3

印や色、番号で見やすく

次の一手にかかわる重要処置や時間経過は、印や色、番号で強調、整理。略語での時短も大事。

POINT 4

タイムキーパーとして発信

タイマーと記録経過を見て、「チェックから2分です。追加投与しますか?」などと先回りして発信。

「Acute respiratory distress syndrome：The Berlin Definition.」The ARDS Definition Task Force, JAMA vol.307（23）：2526-2533, 2012

「An intervention to decrease catheter-related bloodstream infections in the ICU.」Pronovost P et al., The New England Journal of Medicine vol.355（26）：2725-2732, 2006

「安全な筋肉注射の施行方法について」草野純子・柿原加代子, 生物試料分析 vol.46（2）：66-72, 2023

『ERで闘うためのクスリの使い方』久村正樹編著, 2019（中外医学社）

「意識レベル」渥美生弘, エマージェンシー・ケア vol.27（6）：588-593, 2014

「一般病棟に勤務する看護師の急変予測の実態と急変予測に関連する個人特性の検討」越道香織・岡田淳子・植田喜久子, 日本救急看護学会雑誌 vol.24：33-41, 2022

「医療機器安全管理業務における医療ガス及び電波の利用に関する指針」医療機器管理業務検討委員会編, 公益社団法人日本臨床工学技士会, 2018

『医療事故の再発防止に向けた提言 第17号 中心静脈カテーテル挿入・抜去に係る死亡事例の分析 — 第2報（改訂版）—』医療事故調査・支援センター, 2023（一般社団法人 日本医療安全調査機構）

「院内救急コール症例への初期対応の検討を通して見えてきた急変時教育の課題」五條巧ほか, 日本救急看護学会雑誌 vol.21：20-26, 2019

「院内心停止患者の臨床的特徴と予後—循環器に特化したセンターにおける単施設, 前向き, ウツタイン様式研究」中島啓裕・田原良雄・安田聡, 循環器専門医 vol.25（1）：27-34, 2017

「院内における予期せぬ急変（院内急変）を未然に防ぐ急変前の予兆とは？」渕本雅昭, 呼吸・循環・脳 実践ケア vol.40（6）：2-5, 2019

「院内発症急性期脳卒中の現状と課題」三橋立ほか, 脳卒中 vol.39（5）：333-338, 2017

「Eliminating catheter-related bloodstream infections in the intensive care unit.」Berenholtz SM et al., Critical Care Medicine vol.32（10）：2014-2020, 2004

「改訂 人工呼吸器ハンドブック 2019」一般社団法人 日本呼吸療法医学会編, 2020（一般社団法人 日本呼吸療法医学会）

「Guidelines for the prevention of intravascular catheter-related infections,2011」O'Grady NP et al., 2017（CDC）

「Catheter associated blood stream infections in patients receiving parenteral nutrition：A prospective study of 850 patients.」O'Connor A et al., Journal of Clinical Medicine Research vol.5（1）：18-21, 2013

「換気モード」星邦浩, 人工呼吸 vol.26（2）：62-68, 2009

「環境温度が与える生体への負荷と環境障害」鈴木昌, 日本内科学会雑誌 vol.108（12）：2443-2453, 2019

「技術指導の例 与薬の技術 ～筋肉・皮下注射～」厚生労働省, 2009

「基礎の脈拍測定・臨床の脈拍測定」瀧口千枝, ナーシング・キャンパス vol.1（1）：18-23, 2013

「急性期病院での食事による窒息事例の検討」塚谷才明ほか, 日本摂食嚥下リハビリテーション学会雑誌 vol.21（2）：99-105, 2017

「急変対応がわかる」工藤あゆみほか, 月刊ナーシング vol.36（4）：48-67, 2016

「胸骨圧迫のみの蘇生法の効果と救命率向上に向けた今後の展望」石見拓, 心臓 vol.41（1）：17-22, 2009

「筋肉内注射後のマッサージのあり方に関する検討」上野理恵, 医学と生物学 vol.155（7）：407-414, 2011

「筋肉内注射の部位／注射後のマッサージ」藤本悦子, スマートナース vol.12（8）：872-875, 2010

「Clinical characteristics and outcomes are similar in ARDS diagnosed by oxygen saturation/F_1O_2 ratio compared with PaO_2/F_1O_2 ratio.」Chen W et al.,Chest vol.148(6)：1477-1483, 2015

「血圧・脈拍のアセスメント」村瀬寛倫・瀧口修司, 消化器ナーシング vol.27（1）：36-44, 2022

「血液製剤の使用指針」厚生労働省医薬・生活衛生局, 2017

「血管内留置カテーテル管理の最新事情—カテーテル関連血流感染症の動向と現場の課題」笠原敬・大森慶太郎・徳谷純子, 感染対策ICTジャーナル vol.12（3）：197-202, 2017

「高度侵襲下におけるインスリン療法—激論の顛末と真相—」寺島秀夫, 外科と代謝・栄養 vol.53（6）：315-326, 2011

「呼吸器のしくみ」花家さおり, 呼吸器ケア vol.8（4）：338-345, 2010

「呼吸不全とは 呼吸生理からみた臨床的アプローチと治療戦略」小林弘祐, Medical Practice vol.27（4）：576-583, 2010

「根拠に基づく筋肉内注射技術の確立—硬結の実態解明とそのケアを中心に—」高橋有里, 科学研究費助成事業研究成果報告書, 2015

「三角筋部への筋肉内注射手技に関するテキスト記載および文献の検討：注射部位の選定と針穿刺時の手技について」前田耕助, 日本看護技術学会誌 vol.21：38-50, 2022

「酸素ボンベの本当のところ—身近な私を正しく使って欲しい—」公益社団法人 神奈川県看護協会 医療安全情報 No.24：1-8, 2018

「酸素療法の管理」鳥羽好和, 呼吸器ケア vol.6（4）：365-370, 2008

『酸素療法マニュアル（酸素療法ガイドライン 改訂版）』日本呼吸ケア・リハビリテーション学会 酸素療法マニュアル作成委員会／日本呼吸器学会 肺生理専門委員会編, 2017（日本呼吸ケア・リハビリテーション学会）

「JRC蘇生ガイドライン2020の概説」野々木宏, 日本歯科麻酔学会雑誌 vol.50（2）：106-109, 2022

「自信がもてる呼吸音の聴診と評価」山内豊明, 月刊ナーシング vol.29（11）：126-129, 2009

「実習・病棟に出る前にここまで知っておくとGood！ 輸液ポンプ・シリンジポンプの基礎知識 取り扱い トラブルを起こさないためのルール10」松井晃, ナーシン

グ・キャンバス vol.2（3）：4-39，2014

「周術期の血糖管理」田村貴彦，日本医事新報 No.5072：18-35，2021

「重症不整脈を有する患者の麻酔管理（1）重症頻脈性不整脈に対する除細動の適応と実際」井上聡己，日本臨床麻酔学会誌 vol.32（4）：620-623，2012

「12 誘導心電図とモニター心電図はどう違う？ 救急ナースはどう生かす？」田中耕史，Emer-Log vol.35（5）：619-624，2022

「12 誘導心電図のしくみと電極の付けかたについて教えて！」城田欣也，ハートナーシング vol.32（6）：584-594，2019.

「術後尿量のみかた」北村 篤・武田 和，消化器外科ナーシング vol.21（5）：392-396，2016

「術後の水分出納アセスメント」矢田一宏・猪股雅史，消化器外科ナーシング vol.20（7）：570-577，2015

「症状・訴え・見た目の変化 起こっている原因が見えてくる 看護ができる問診のワザ」喜瀬守人，月刊ナーシング vol.33（11）：45-55，2013

「褥瘡予防のためのポジショニング―安楽を基本においた関わり方―」田中マキ子，理学療法京都 No.50：34-37，2021

『除細動・カルディオバージョン・経皮ペーシングのコツ～ Dr. 今の臨床メモ』近藤英史・今 明秀，2019（日本医事新報社）

「ショックの5P は，からだのどのような変化を示しているのか，また，その評価について教えてください」田中貴子，月刊ナーシング vol.32（11）：24-29，2012

「徐拍・頻拍（徐脈・頻脈）」山田京志，日本内科学会雑誌 vol.100（10）：3079-3083，2011

「身体拘束ゼロへの手引き 高齢者ケアに関わるすべての人に」厚生労働省「身体拘束ゼロ作戦推進会議」，2001

「診断のための医療面接」鈴木慎一・上原孝紀・生坂政臣，日本内科学会雑誌 vol.106（12）：2568-2573，2017

「睡眠」尾崎章子，日本地域看護学会誌 vol.19（1）：84-87，2016

「体位と呼吸管理」宇都宮明美，人工呼吸 vol.27（1）：64-67，2010

「注射法（皮内注射・皮下注射・筋肉注射・静脈注射）」後藤 慶・新庄貴文・蒲地正幸，診断と治療 vol.99（4）：611-616，2011

「低流量システム 経鼻カニューレ，単純酸素マスク，リザーバーマスク」石井宣大，呼吸器ケア vol.11（8）：814-824，2013

「殿部筋肉内注射部位の特定方法についての検討―特定部位の分布に着目して―」佐藤好恵・森 將晏，日本看護技術学会誌 vol.10（2）：4-13，2011

「当院における静脈血栓・塞栓症に対する院内予防対策の施行状況と問題点」村上厚文・洞口 哲・加藤盛人，静脈学 vol.26（1）：14-22，2015

「糖尿病の急性期合併症にあったら」鹿嶋直康・佐々木陽典・荒井一歩，月刊薬事 vol.65（4）：774-780，2023

「動脈採血」寺島裕夫，レジデント vol.2（7）：106-107，2009

「日本医師会新型コロナワクチン速報【第5号】」公益社団法人日本医師会，2021

「尿検査」高橋敦彦・三浦克之，日本循環器病予防学会誌 vol.56（3）：233-238，2021

「尿量・水分のアセスメント」上野修平・瀧口修司，消化器ナーシング vol.27（1）：16-24，2022

「尿量と水分バランス」柳本喜智，消化器外科ナーシング vol.21（12）：1064-1073，2016

「肺聴診―どのように聴くか，なぜそう聴くのか―」長坂行雄，日本呼吸ケア・リハビリテーション学会誌 vol.30（1）：24-29，2021

「発熱」樋口敬和，日本内科学会雑誌 vol.100（2）：509-512，2011

「発熱のメカニズム」水谷 肇・三澤美和，レジデントノート vol.23（7）：933-939，2021

「皮下注射の技術」田邊幸子・市村真理子・廣瀬京子，ナーシング・トゥデイ vol.21（5）：24-27，2006

「頻脈・徐脈」藤野貴久，レジデントノート vol.23（18）：3173-3182，2022

「浮腫と脱水，濃縮と希釈の考え方」佐々木 成，日本腎臓学会誌 vol.50（2）：97-99，2008

「ベッドサイドで何を看る？～アセスメント方法～」保坂香保里，ハートナーシング vol.36（3）：222-230，2023

「HbA1cが偽高値を呈する症例について」大川哲司ほか，糖尿病 vol.57（5）：356-356，2014

「ポジショニングと体位ドレナージ」堀部達也・古川智美，呼吸器ケア vol.12（8）：744-753，2014

「麻酔科医は救急救命士による気管挿管の介助手技を十分に理解しているか」楠 真二・河本昌志・弓削孟文，蘇生 vol.25，（2）：104-109，2006

「末梢静脈路確保」レジデント vol.2（5）：154-155，2009

「'Matching Michigan'：A 2-year stepped interventional programme to minimise central venous catheter-blood stream infections in intensive care units in England.」Bion J et al.，BMJ Quality & Safety vol.22（2）：110-123，2013

「もう迷わない！ 入院中のスマートな血糖管理」南郷栄秀，Gノート vol.5（2）：369-377，2018

「輸液ポンプ」宮田佳之，Emer-Log vol.35（3）：349-355，2022

「輸液ポンプ・シリンジポンプを使用している患者の看護」入山亜希・尾野敏明，ナーシング・キャンバス vol.5（9）：115-121，2017

「令和4年版 救急救助の現況」消防庁，2023

「我が国に適応した神経学的予後の改善を目指した新生児蘇生法ガイドライン作成のための研究：カプノメータを用いたマスク・バッグ換気の有効性のモニタリングに関する研究」楠田 聡ほか，厚生労働省科学研究費補助金平成27年度総括・分担研究報告書，2016

「ワクチンの筋肉内注射手技の国内における問題点：末梢神経損傷および SIRVA について」仲西康顕ほか，中部日本整形外科災害外科学会雑誌 vol.64（1）：1-9，2021

≫ 著者

しゅーぞー
ICU看護師＆「看護のススメ」Instagramer

2011年看護大学卒業後、救命救急センター入職。救急ICU、ER、ドクターカーで勤務し、部署内教育、院内教育委員会を担当。ICU看護主任を経験し、マネジメントを学ぶ。看護師特定行為研修も修了し、特定行為区分「人工呼吸器」「動脈血液ガス分析」を取得している。現在はopen ICUで活躍。大阪府在住。
2022年からInstagram「看護のススメ」での発信を開始（@kango_no_susume）。「楽しく学び、現場で活かす」をモットーに投稿。頑張る看護師が報われる世界をめざしている。

≫ STAFF

本文デザイン	工藤亜矢子（Okappa Design）
本文イラスト	オオノマサフミ、しゅーぞー（ナスモン図鑑）
校正	田村理恵子
編集協力	オフィス201（川西雅子）
編集担当	ナツメ出版企画（梅津愛美）

本書に関するお問い合わせは、書名・発行日・該当ページを明記の上、下記のいずれかの方法にてお送りください。お電話でのお問い合わせはお受けしておりません。
・ナツメ社webサイトの問い合わせフォーム
　https://www.natsume.co.jp/contact
・FAX（03-3291-1305）
・郵送（下記、ナツメ出版企画株式会社宛て）
なお、回答までに日にちをいただく場合があります。正誤のお問い合わせ以外の書籍内容に関する解説・個別の相談は行っておりません。あらかじめご了承ください。

"いいね"といわれる新人になる！ 1年目ナースの教科書
2024年1月5日 初版発行
2024年7月1日 第2刷発行

著　者	しゅーぞー	©Shuzo, 2024
発行者	田村正隆	
発行所	株式会社ナツメ社	
	東京都千代田区神田神保町1-52　ナツメ社ビル1F（〒101-0051）	
	電話 03-3291-1257（代表）　FAX 03-3291-5761	
	振替 00130-1-58661	
制　作	ナツメ出版企画株式会社	
	東京都千代田区神田神保町1-52　ナツメ社ビル3F（〒101-0051）	
	電話 03-3295-3921（代表）	
印刷所	ラン印刷社	

ISBN978-4-8163-7459-3　　　　　　　　　　　　　　　　　Printed in Japan

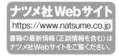

ナツメ社Webサイト
https://www.natsume.co.jp
書籍の最新情報（正誤情報を含む）は
ナツメ社Webサイトをご覧ください。